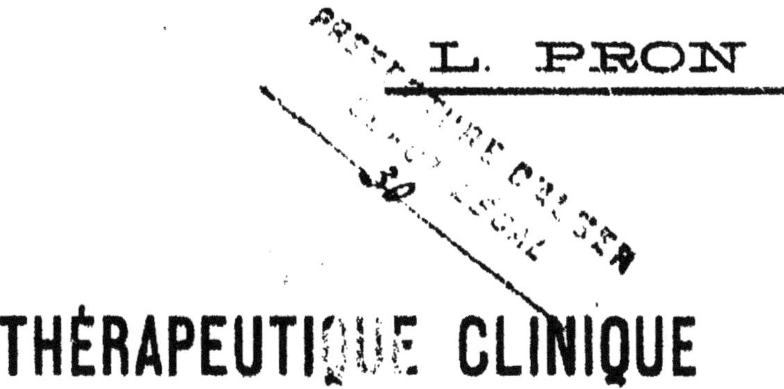

L. PRON

THÉRAPEUTIQUE CLINIQUE

DES

MALADIES DE L'ESTOMAC

ET DES

SYMPTOMES ASSOCIÉS

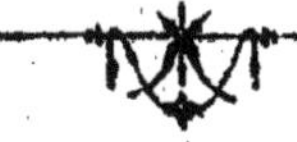

MALOINE, Éditeur
25-27, Rue de l'École de Médecine, PARIS
1914

L. PRON

THÉRAPEUTIQUE CLINIQUE

DES

MALADIES DE L'ESTOMAC

ET DES

SYMPTOMES ASSOCIÉS

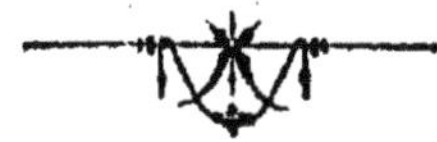

1914
Librairie MALOINE
25-27, Rue de l'Ecole de Médecine
PARIS

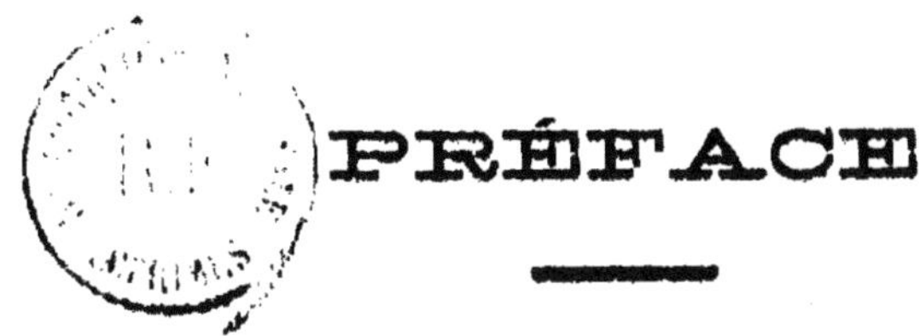

PRÉFACE

——

La définition des maladies d'estomac ne saurait tenir dans une formule chimique, ni leur traitement dans l'administration de médicaments destinés à suppléer à une insuffisance d'acide, à saturer au contraire celui en excès ou à remplacer les ferments digestifs déficients.

Dans le plus grand nombre des cas, les troubles du chimisme ne tiennent que la seconde place ; c'est la motricité et *surtout la sensibilité* qui déterminent ou dominent la symptomatologie et qui demandent à être modifiées.

Souvent également, les affections d'estomac sont entretenues ou conditionnées par une mauvaise hygiène générale, indépendamment de l'alimentation, ou par une irritation ou un surmenage portant sur un point éloigné de l'organisme.

C'est parce qu'en général on oublie ou méconnaît l'importance, en pathologie gastrique, du système nerveux et surtout du plexus solaire, sur lequel Manuel Leven a publié divers travaux à partir de 1884 — et qu'on ne voit exclusivement que l'estomac, en face d'un dyspeptique à soigner — que les affections de cet organe passent pour très difficiles à comprendre et encore plus à guérir.

Ce jugement et ce scepticisme n'ont pas leur raison d'être, si l'on se sert du système nerveux comme fil conducteur dans l'étude des gastropathies et si on leur oppose une thérapeutique fonctionnelle et pragmatique, au lieu d'une thérapeutique exclusivement théorique et chimique, issue du laboratoire.

L. P.

——

PREMIÈRE PARTIE

———

———

CHAPITRE I

Etiologie multiple des gastropathies.
— Dépendance réciproque de l'estomac et des autres organes.

L'étiologie des maladies d'estomac est diverse et multiple.

Si certaines ont une origine gastrique (irrégularité des repas, excès d'aliments ou de boissons de bonne nature, usage ou abus de médicaments, de boissons ou d'aliments nocifs), le plus grand nombre ont une cause extra-gastrique. Ce fait surprend beaucoup les malades eux-mêmes — femmes ou jeunes gens n'ayant pas encore eu le temps d'abuser de la vie — qui se demandent comment et pourquoi ils souffrent, puisqu'ils n'ont pas malmené leur estomac.

Dans une note sur la fréquence proportionnelle des diverses causes de dyspepsie, parue en 1909 (1), j'étais arrivé aux conclusions suivantes :

La cause la plus fréquente des gastropathies réside dans ce qu'on pourrait appeler la *faiblesse nerveuse congénitale*. Il s'agit de sujets, principalement des femmes, qui, depuis leur naissance, n'ont pas cessé d'être maladives.

Difficiles à élever durant leurs premières années, elles ont été anémiques à partir de la puberté et tou-

---

(1) Société de Médecine de Paris (23 octobre 1909).

jours faibles, et, dès leur plus jeune âge, elles se rappellent avoir été migraineuses. De tout temps, elles ont présenté des réactions nerveuses marquées et il leur est impossible de préciser à quelle époque leur estomac est devenu malade ; il a toujours laissé à désirer, d'une façon plus ou moins régulière. Cette catégorie comprend 52 cas sur 278 gastropathes examinés et dont la cause de la maladie était connue.

Puis, viennent, en nombre égal, les facteurs portant sur le *cerveau* (48 cas), qu'il s'agisse d'ennuis, d'émotions ou de surmenage intellectuel — et sur *l'estomac ou les premières voies digestives :* mauvaise mastication, dentition défectueuse, alcool, médicaments irritants, repas irréguliers, abus des liquides, aliments indigestes, etc.

D'importance à peu près équivalente sont les causes d'ordre génito-urinaire, mais surtout *génital :* accouchements, fausses couches, établissement de la puberté, mariage, métrites ou déviations utérines, kystes, allaitement prolongé, néphroptose, etc. : 44 cas

Telles sont les quatre catégories de causes les plus fréquentes de gastropathies.

Celle qui vient ensuite ne comprend que 17 cas. Il s'agit de sujets à *mauvaise statique abdominale*, à paroi atone, qui s'est laissée vaincre et forcer par l'ensemble des viscères sous-diaphragmatiques. L'estomac, plus ou moins ptosé et étiré, n'arrive que difficilement à se vider, en raison de sa position vicieuse. La dyspepsie d'origine *neurasthénique* figure pour 15 cas ; le *surmenage physique* pour 12, de même que le *séjour aux colonies*, dans lequel il est difficile de distinguer le rôle des divers facteurs qui entrent en jeu ; les *maladies générales*, infectieuses ou non, 10 cas ;

les affections de l'*intestin*, y compris le *tænia*, 0 cas ; le *refroidissement* 8 cas et les *accidents* 3 cas.

En récapitulant, on voit que *les facteurs gastriques interviennent seulement dans environ un sixième des cas :* 48 sur 278, proportion identique à celle des facteurs portant sur le cerveau, inférieure à celle de la faiblesse nerveuse congénitale, qui est presque du cinquième : 52 sur 278, et à peine supérieure à celle des facteurs génitaux : 44 sur 278.

J'aurais aujourd'hui peu à modifier ces chiffres respectifs et rien à changer à cette vérité qui surprend au premier abord : le rôle relativement faible de l'estomac dans la genèse des affections qui le frappent.

Il ne s'ensuit pas moins évidemment que la gastropathie est constituée et que le traitement de l'hyperchlorhydrie engendrée par de fortes émotions morales aura beaucoup de points communs avec celui de l'hyperchlorhydrie consécutive à l'usage habituel de boissons ou de mets irritants pour la muqueuse gastrique ; le même régime alimentaire et les mêmes médicaments conviendront à l'une et à l'autre.

Il y aura pourtant quelques différences et surtout, le pronostic thérapeutique ne sera pas le même. Le malade, devenu dyspeptique pour avoir malmené son estomac, aura surtout besoin d'un traitement gastrique, et on pourra lui affirmer la guérison, à la condition qu'il se soumette pendant un temps suffisant au régime institué ; pour l'autre malade, cela ne suffira pas ; il faudra encore — et c'est là un point difficile — que l'individu psychique ait retrouvé un état normal et que le plexus solaire ne soit plus troublé par le cerveau.

On voit également et fréquemment des sujets amaigris, surmenés, présentant les signes subjectifs et objectifs d'une affection bien déterminée de l'estomac ; ces malades auront beau suivre le régime alimentaire optimum et la médication la meilleure ; s'ils ne peuvent consacrer un temps suffisant à leur repas de midi et au repos qui leur est nécessaire après ; s'ils sont obligés de se lever tôt et de se coucher tard ou de marcher de longues heures dans la journée, c'est-à-dire de se fatiguer constamment, ils ne pourront arriver qu'à une légère amélioration.

Inversement, voici un comptable dyspeptique, qui passe sa journée à peu près complète assis et qui, terminant son repas à midi et demi, est obligé, à une heure, de se remettre à son bureau, penché en avant, c'est-à-dire de comprimer plus ou moins son estomac et de le mettre dans de mauvaises conditions physiques de digestion. Il lui faudra, à la fois, davantage de repos après son repas de midi et davantage d'exercice dans l'après-midi, c'est-à-dire qu'il devra modifier son hygiène physique, s'il veut que ses fonctions gastriques se fassent mieux.

Voici un commerçant très affairé qui, après son repas de soir, passe plusieurs heures à vérifier ses livres, se met à table à des heures irrégulières et mange à la galope. S'il devient dyspeptique, il est inutile qu'il demande la guérison à une médication quelconque ; cette dernière ne lui sera réellement profitable que s'il régularise ses heures de repas, mastique convenablement et supprime son travail du soir.

Voici une jeune fille maigre, sensible et nerveuse, dont l'estomac descend dans le décubitus horizontal, à une main sous l'ombilic ; elle fait beaucoup de musique et se couche fréquemment à 11 heures ou minuit ; elle se lève à 7 heures du matin. Elle ne reprendra du poids et ne pourra guérir son estomac qu'en passant 12 heures au lit et en supprimant presque complètement sa musique.

Ces considérations serviront de prétexte aux esprits chagrins ou superficiels pour dire qu'il faut être rentier pour guérir son estomac, quand il est malade, et que les gastrologues sont vraiment bien exigeants.

C'est une erreur. Les ouvriers sont bien mieux à même que les millionnaires de soigner leur estomac, car ils ont beaucoup moins de raffinements culinaires et leur vie est beaucoup plus simple.

Quant au fait de demander un certain ensemble de conditions extra-gastriques pour soigner avec succès un état gastrique, il résulte de cette constatation élémentaire que l'estomac est plus qu'aucun autre organe intimement mêlé à la vie de tout l'organisme.

De même qu'il est capable, à l'état pathologique, de provoquer des troubles marqués et plus ou moins durables dans toutes les régions du corps et dans la sphère mentale, de même il subit l'influence bonne ou mauvaise de tous les autres organes et il est sous leur dépendance relative.

On peut soigner une kératite, une otite, une salpingite, une cystite en se bornant à elle ; le malade de l'oreille pourra chasser une journée entière ; le malade de la vessie pourra aller chaque soir au théâtre ; le malade de l'œil pourra être momentanément bouleversé par une grave opération subie par un de ses proches ; la guérison ne sera retardée chez aucun.

Au contraire, le dyspeptique véritable — je ne parle pas des malades passagèrement et superficiellement atteints — ne pourra ni marcher une journée, ni se coucher à une heure du matin, ni subir un assaut moral, sans que ses malaises ou souffrances risquent d'être fortement augmentés.

CHAPITRE II

I

Difficulté de classer les dyspepsies

Lorsqu'on ouvre un traité de pathologie ou un ouvrage consacré spécialement aux maladies de l'estomac, on reste étonné devant les classifications sans nombre qu'on y trouve et devant les dénominations appliquées aux différentes formes de dyspepsie.

Les auteurs les plus compétents et les plus consciencieux offrent entre eux des divergences d'opinion telles, qu'il n'est pas exagéré de dire que le plus grand chaos règne dans la manière de comprendre, d'interpréter et de soigner les symptômes dyspeptiques.

Les uns, se basant sur l'analyse du suc gastrique et sur la plus ou moins grande quantité d'acide chlorhydrique libre et combiné, divisent les dyspepsies en deux variétés : hyperchlorhydrie et hypochlorhydrie.

Mais, ni la prise en considération de la quantité d'acide chlorhydrique contenue dans le suc gastrique, ni le pouvoir digestif de ce suc ne légitiment cette classification.

« Si le chimisme stomacal règne aujourd'hui en maître, on pressent déjà l'effondrement de ses plus solides assises. Moi-même, qui ai été depuis 15 ans un de ses promoteurs, je ne crains pas de reconnaître aujourd'hui, après expérience faite, que ce séduisant système n'était qu'une illusion et que l'heure n'est pas lointaine, où il rejoindra les autres dans l'oubli, parce que sont *inutiles ou nocives* la plupart des indications thérapeutiques systématiques, dont il a été le point de départ. » (A. Robin) (1).

« Nous en sommes venus à attribuer, dans les troubles dyspeptiques, une valeur prépondérante à la rapidité de l'évacuation de l'estomac et aux modifications de la sensibilité... Il n'est donc pas nécessaire, pour établir un diagnostic suffisant pour le traitement d'un état dyspeptique quelconque, de pratiquer toujours un examen du suc gastrique. Une analyse même complète de la sécrétion n'apporterait *aucun élément nouveau* véritablement utile. » (Mathieu et Roux) (2).

« J'étais bien persuadé que les altérations dans la composition du suc gastrique dominaient la pathologie stomacale. Cette conviction dura aussi longtemps que mes recherches se firent uniquement au laboratoire. Elles changèrent peu à peu, lorsque je les continuai dans mon service de l'hôpital cantonal de Lausanne. Et je puis dire que, dès l'année 1892, mes idées sur la fonction chimique et mécanique de l'estomac changèrent du tout au tout. Je m'aperçus, en effet, que chez l'homme, tel que je l'observais à l'hôpital, la composition du suc gastrique jouait un rôle bien moins important que la façon dont l'estomac vidait son contenu dans l'intestin. » (Bourget) (3).

« S'il n'y a pas d'autre trouble de l'appareil diges-

---

(1) *Les maladies de l'estomac* (1900), p. 90.
(2) *Pathologie gastro-intestinale. Clinique et thérapeutique* (1909), p. 90.
(3) *Les maladies de l'estomac* (1907), p. 15.

tif, ce signe (hypochlorhydrie) n'a aucune valeur séméiologique... L'hyperchlorhydrie ne suffit ni à créer, ni à caractériser un état pathologique. » (Grasset) (1).

Hayem divise les dyspepsies en deux groupes : hypopepsie et hyperpepsie et il établit dans cette dernière variété trois subdivisions : hyperpepsie générale, où il y a augmentation de l'acide chlorhydrique libre et combiné — hyperpepsie chloro-organique, dans laquelle l'acide combiné est augmenté, l'acide libre restant normal ou au-dessous de la moyenne — hyperpepsie chlorhydrique, dans laquelle l'acide combiné est diminué et l'acide libre supérieur à la quantité normale.

L'hypopepsie est subdivisée de la même manière.

Outre que la question ou plutôt le diagnostic devient ainsi singulièrement compliqué et repose sur des distinctions bien fragiles, chaque individu *normal* n'ayant pas les mêmes quantités de H ou de C après le même repas, il faut tenir compte de la possibilité de la variation du type chimique chez un même malade.

« Tel dyspeptique, aujourd'hui classé dans le groupe des hyperchlorhydriques, pourra être rangé demain parmi les hypochlorhydriques ou les dyspeptiques par fermentations, selon le hasard de l'analyse. » (A. Robin) (2). « L'hypochlorhydrie est un trouble moins fréquent et moins important que l'hyperchlorhydrie. Dans certains cas, il lui succède. Tantôt, il s'établit après une période transitoire, pendant laquelle le

---

(1) *Physio-pathologie clinique* (1910), p. 81 et 85.
(2) *Les maladies de l'estomac* (1900), p. 96.

malade digérait bien. Tantôt, l'hypo et l'hyperchlorhydrie alternent, chacun des deux troubles durant pendant un ou plusieurs jours. » (Roger) (1).

Le fait n'est pas très fréquent, mais il existe et cela suffit à prouver le peu de valeur de la sécrétion chlorhydrique en plus ou en moins, comme base de classification. On est quelquefois obligé d'avoir, au point de vue chimique, un diagnostic plus qu'hésitant ; c'est ainsi que j'ai intitulé, il y a quelques années, certain chapitre : Dyspepsies alternes et mixtes (2).

On ne saurait pas davantage faire entrer en ligne de compte la quantité de pepsine. Ce ferment semble ne jamais faire défaut dans l'estomac (Bourget) et son rôle digestif est intimement lié à la quantité d'acide chlorhydrique, dont elle dépend en partie. Kœttlitz (3), ayant fait des recherches sur plus de 200 malades atteints de troubles dyspeptiques variés, a trouvé la quantité de pepsine augmentée dans un cinquième des cas d'hyperchlorhydrie habituelle et chez les deux tiers des hypochlorhydriques. L'hyperpepsie lui semble être une réaction de suppléance gastrique.

Certains auteurs ont classé les dyspepsies d'après leurs causes. Stiller, par exemple, a décrit des dyspepsies idiopathiques, réflexes et névropathiques.

Mais l'étiologie ne peut entrer en ligne de compte que d'une façon secondaire.

En ce qui concerne les divisions basées sur la

---

(1) *Alimentation et digestion* (1907), p. 269.
(2) *Traité clinique des maladies de l'estomac* (1908), chap. VIII.
(3) *Contribution à la physio-pathologie de l'estomac.* (Thèse de doctorat spécial. Bruxelles, novembre 1908).

sécrétion et l'élaboration chimique intra-gastrique, il convient de dire que la sécrétion n'est pas tout ; à côté de cette dernière, il y a le phénomène motricité au point de vue physiologique, et tel estomac malaxant mieux les aliments (action physique) qu'un autre plus riche en acide et en pepsine (action chimique), fournira une aussi bonne digestion que lui, sinon meilleure.

Robin, tenant compte de ce fait, admet que les fonctions de l'estomac, envisagées dans leur ensemble, peuvent être troublées au point de vue quantitatif, en plus ou en moins. Il admet deux variétés de dyspepsie : l'*hypersthénie*, caractérisée par l'exagération des fonctions sécrétoire et musculaire et l'*hyposthénie*, dans laquelle on rencontre une « diminution des sécrétions et de la fonction stomacale avec hypochlorhydrie ou même anachlorhydrie et par un affaiblissement de la motilité stomacale ».

A ces deux variétés, il en ajoute une troisième, qui résulte de la viciation qualitative des fonctions gastriques : c'est la dyspepsie avec fermentations.

Cette dernière rentre tantôt dans l'une, tantôt dans l'autre des deux précédentes, puisque les fermentations se rencontrent aussi bien dans l'hypersthénie que dans l'hyposthénie, aussi bien dans un suc gastrique trop riche en acide que dans celui qui est en déficit.

Cette division a le grand mérite de ne pas dissocier artificiellement les fonctions gastriques.

Dans un travail paru en 1908, je l'avais acceptée presque intégralement ; avec l'accroissement du nombre de mes observations, il me paraît difficile de ne pas faire de réserves aujourd'hui.

Si cliniquement, en effet, on rencontre des sujets, dont l'ensemble symptomatologique correspond bien au terme d'hyposthénie : sécrétion insuffisante et motilité affaiblie, il n'en va plus de même pour l'hypersthénie. Assez souvent, en même temps qu'une sécrétion exagérée, portant à la fois sur l'acide libre et combiné ou sur l'un des deux seulement, on rencontre une évacuation retardée, sans qu'il y ait sténose pylorique ; bien rarement, dans l'hyposthénie la plus marquée, on rencontre un clapotage aussi tardif et aussi atone (1) que chez la plupart des hyperchlorhydriques ; un petit nombre seulement de ces derniers ont une évacuation normale ; je doute que certains l'aient trop rapide.

Pendant la première période de leur maladie, les hyperchlorhydriques ont sans doute une activité musculaire exagérée et on peut mettre sur le compte d'un spasme du pylore la mauvaise évacuation de leur estomac. Mais, cette hypersthénie arrive plus ou moins vite à faire place à de l'hyposthénie — apparente peut-être et ne pouvant être traitée de façon identique, ni avec la même dose d'un même médicament que l'hyposthénie primitive — hyposthénie secondaire si l'on veut, mais qui n'en accompagne pas moins pendant des mois ou des années, l'exagération de la sécrétion.

Qu'on prenne au hasard cent hyperchlorhydriques, à l'exclusion de ceux soupçonnés de sténose, on trouvera un clapotage tardif et atone chez la plupart. *Il y a à la fois hyperchlorhydrie et hyposthénie.*

----

(1) Le clapotage correspond à des degrés *divers* d'atonie.

II

Difficulté de dissocier les fonctions gastriques.

Je ne me hasarderai pas à proposer une classification des états dyspeptiques ; le plus souvent, il est impossible, avec un mot, de définir le complexus symptomatologique d'un malade gastrique. Si, dans un certain nombre de cas, le mot correspond à la réalité, beaucoup plus fréquemment il ne peut exprimer qu'une partie du cas et, vrai partiellement, il est en même temps erroné par ailleurs.

Les termes de cancer, ulcère, maladie de Reichmann correspondent à quelque chose de déterminé — et encore le syndrome de Reichmann n'a-t-il pas une compréhension univoque ; mais, en ce qui concerne les dyspepsies, ce terme comprenant les gastrites, qui en sont cliniquement inséparables, j'avoue être très embarrassé.

J'emploierai les termes d'hypochlorhydrie et d'hyperchlorhydrie et j'intitulerai certains chapitres : Traitement de l'hyposthénie, traitement de l'hypersthénie, parce qu'il faut dans tout travail un certain ordre, fût-il artificiel et pour ne pas dérouter le lecteur. Mais, pour être plus complet et me rapprocher davantage de la vérité clinique, j'intitulerai d'autres chapitres : La douleur, les troubles de la motilité et de l'évacuation, etc.

Il y a des cas assez fréquents où il faut à la fois modérer la sécrétion et stimuler la motilité, c'est-à-dire viser deux buts en apparence différents. Il est d'autres cas où le traitement doit s'attaquer au symptôme capital ; celui-là étant modifié, l'atténuation des autres suivra, à cause de la dépendance réciproque des fonctions gastriques ; diminuez la sensibilité locale et générale d'un hyperchlorhydrique, le taux de son acidité restant le même, le malade souffrira moins et son évacuation gastrique se fera mieux ; chez un autre patient de la même catégorie, diminuez l'acidité, il y aura même résultat subjectif et objectif ; chez un troisième à estomac ptosé, remontez le cul de sac gastrique et, l'organe se vidant mieux, l'hyperchlorhydrie, la douleur et la nervosité s'améliorent.

L'anastomose entre le plexus nerveux moteur et le plexus nerveux sensitif des parois de l'estomac et la constatation anatomique que toutes les artères, artérioles et vaisseaux sont entourés par des filets nerveux, montrent qu'il est bien difficile de dissocier la fonction gastrique et d'en isoler une partie, dont on puisse faire l'essence exclusive du diagnostic.

Mais, on peut fréquemment accorder une importance prépondérante à cette partie pour en faire un chef de file nosologique et le but à viser d'abord au point de vue thérapeutique, *mais sans perdre de vue le reste*. Si, par exemple, c'est la fonction sécrétoire qui est le plus atteinte : forte hyperchlorhydrie ou présence dans l'estomac à jeun d'acide libre, ce reste sera la motricité, qu'il faudra chercher à améliorer et la *sensibilité* locale et réflexe, qu'on devra modérer et *de laquelle il est obligatoire de s'occuper, quelle que soit la gastropathie à laquelle on ait affaire.*

Ou bien la sensibilité, l'irritabilité est le chef de file du reste de la symptomatologie et la plus grande partie du traitement doit s'adresser à elle — ou bien son importance *apparente* est secondaire ; mais jamais on ne peut la laisser de côté, alors qu'on peut, dans certains cas, avoir à n'accorder aucune attention à la motricité ou à la sécrétion.

III

Importance fonctionnelle du systéme nerveux. — Sensibilité de l'estomac aux diverses excitations à distance.

Le lien commun qui permet de comprendre l'étiologie, la symptomatologie, la marche de certaines affections de l'estomac et d'arriver à une thérapeutique vraiment efficace, est le système nerveux.

Sans vouloir entrer dans des détails anatomiques, je crois qu'il est bon de rappeler le mode d'innervation de l'estomac et la constitution du *plexus solaire*, que la presque totalité des ouvrages traitant des maladies de l'estomac passait sous silence il y a encore une quinzaine d'années, comme s'il n'existait pas (1).

De l'extrémité interne des deux ganglions semi-lunaires, appliqués contre les piliers du diaphragme,

---

(1) C'est Manuel Leven, à la mémoire duquel je rends hommage, qui, vers 1880, montra toute l'importance clinique de ce centre nerveux. Il a été là un précurseur, comme sur beaucoup d'autres points de la pathologie gastrique.

un peu en dedans des capsules surrénales, partent de nombreux rameaux plexiformes, qui constituent une anastomose transversale entre ces deux ganglions. Chacun d'eux reçoit, par son angle externe, le nerf grand splanchnique et le petit splanchnique correspondants, des filets du pneumogastrique et d'autres venant des ganglions lombaires supérieurs. De plus, le ganglion semi-lunaire droit, mieux partagé que son homonyme, reçoit une branche volumineuse du pneumogastrique du même côté.

Tout cet ensemble de rameaux enchevêtrés d'origine diverse (ganglions, grands et petits splanchniques, pneumogastrique droit), contribue à la formation du plexus solaire, qui constitue une nappe nerveuse située au-devant de l'aorte et des piliers du diaphragme, autour du trépied vasculaire ou tronc cœliaque et qui envoie des plexus secondaires à tous les viscères abdominaux.

La face postérieure de l'estomac, accolée contre le plexus solaire, en reçoit un nombre considérable de rameaux et l'absorbe pour ainsi dire en entier. Sa petite courbure est innervée par le plexus coronaire stomachique, né du plexus solaire. La grande courbure reçoit le plexus gastro-épiploïque gauche et la grosse tubérosité le plexus des vaisseaux courts, nés tous deux du plexus splénique, issu lui-même du plexus solaire. Quant à la face antérieure, elle est tapissée par les ramifications du pneumogastrique gauche.

Tous ces rameaux nerveux, issus du grand sympathique et des pneumogastriques, pénètrent *dans l'épaisseur des parois stomacales* et s'y étalent, en formant deux plexus : l'un, moteur, intra-musculaire, homologue du plexus d'Auerbach de l'intestin grêle,

situé entre le plan des fibres longitudinales et le plan
des fibres circulaires ; l'autre, sensitif, sous-muqueux,
correspondant au plexus de Meissner de l'intestin
grêle, relié au précédent par de nombreuses anasto-
moses et dont les filets afférents montent et disparaissent *dans l'épaisseur de la muqueuse*, soit dans la
couche épithéliale, soit en entourant les *tubes glandu-
laires*.

De plus, von Openchowsky a décrit des *groupes
ganglionnaires*, situés dans la région du cardia et du
pylore, indépendants du plexus d'Auerbach et rappe-
lant par leur structure les ganglions du cœur. L'importance de ces ganglions est telle qu'après la section
de tous les nerfs se rendant à l'estomac, les glandes
sécrètent encore (1).

Non seulement les glandes sécrètent encore, mais
elles sécrètent beaucoup plus longtemps qu'à l'état
normal. C'est ce qu'ont montré les expériences de
Rheinbold qui a vu, dans l'estomac énervé, la sécrétion être continue, alors qu'elle est intermittente
dans l'estomac normal ; cela prouve que la muqueuse
stomacale possède son autonomie sécrétoire et que le
système nerveux central règle cette autonomie (2).

Borodenko va plus loin. En isolant les portions
pylorique et fundique d'un estomac et en introdui-
sant des aliments dans la région fundique, aucune
sécrétion ne s'établit. Mais, si l'on porte des aliments
dans la région pylorique, la sécrétion apparaît non
seulement là, mais aussi dans le fundus et elle conti-

---

(1) Gley. *Traité élémentaire de physiologie* (1900), p. 193.
(2) *Internationale Beitraege zür Path. und Therapie der Er-
næhrungsterrüngen* (novembre 1909).

nue longtemps après que la sécrétion pylorique a cessé et que les aliments sont évacués dans le duodénum. Pour expliquer ce fait, Borodenko admet dans la portion pylorique l'existence d'un centre nerveux, régulateur de la sécrétion (1).

Est-il besoin de rappeler les expériences de Pawlow sur la sécrétion psychique ? On peut objecter qu'il s'agit là d'animaux. Or, Mantelli (2), ainsi qu'il fallait s'y attendre, est arrivé aux mêmes résultats chez l'homme. Il a fait une série d'expériences chez un sujet, auquel on avait pratiqué une gastrostomie pour sténose simple de l'œsophage. A travers la fistule gastrique, on procéda à la dilatation rétrograde de l'œsophage ; après une dizaine de jours, on pouvait déjà introduire une sonde de 6 millimètres de diamètre. En remplaçant la sonde par un cathéter, il était possible de recueillir par celui-ci la salive, ou un liquide quelconque dégluti, sans qu'il vînt en contact avec l'estomac.

Une première série d'expériences se rapporte au *repas fictif* ; elles ont montré que, les glandes gastriques étant au repos complet, à jeun et sept à huit heures après un repas, l'administration du repas fictif provoquait une sécrétion après une période de latence de cinq à six minutes, d'autant plus abondante que la nourriture était plus volontiers reçue. La sécrétion est maxima dans la première heure ; elle diminue dans la seconde, davantage dans la troisième, puis disparaît.

---

(1) Analyse du travail original, in *Archives des maladies de l'appareil digestif* (1910), p. 596.

(2) Académie royale de Médecine de Turin (2 décembre 1910).

D'autres expériences ont montré que la simple stimulation chimique ou mécanique de l'œsophage ou de la bouche, indépendante de toute idée de nourriture, ne donnait lieu à aucune sécrétion de suc gastrique. La représentation psychique de l'aliment, les sensations visuelles, olfactives et gustatives éveillées par la nourriture provoquaient une abondante sécrétion de suc.

M. Mantelli a, d'autre part, étudié l'action directe exercée par l'aliment sur la muqueuse gastrique. Il a vu que la viande, par exemple, introduite directement dans la cavité de l'estomac, provoque une sécrétion de suc gastrique. Cette sécrétion commence à apparaître dans la seconde demi-heure de séjour de la viande dans l'estomac ; elle va en augmentant jusqu'à la cinquième heure.

Si, après qu'on a introduit la viande dans l'estomac, on administre un repas fictif, le pouvoir digestif des deux premières heures est dû pour la plus grande part au suc psychique ; dans les heures qui suivent, au contraire, le rôle joué par le suc psychique devient négligeable, la digestion est effectuée par le suc d'action locale.

Pour ce qui a trait à la composition du suc gastrique, M. Mantelli a trouvé une teneur à peu près constante d'HCl d'environ 3 pour 1,000 et une teneur en pepsine variable suivant les besoins de l'organisme.

Dans une dernière série d'expériences, il a cherché à déterminer l'influence de la fatigue physique et psychique, des chocs psychiques et de douleurs physiques sur la sécrétion du suc gastrique. Tantôt, après une notable fatigue musculaire, la sécrétion psychique est très diminuée, la sécrétion d'action directe est minime ou nulle. Il faut environ trois heures de repos pour ramener la capacité de sécrétion à la normale ; la sécrétion d'action directe se rétablit plus vite que la sécrétion psychique. Les effets produits par la fatigue psychique sont analogues, mais plus marqués.

Les chocs psychiques et les douleurs physiques inhibent instantanément la sécrétion gastrique, si elle est en cours de production et l'empêchent de s'établir, si l'estomac est en état de repos.

La fonction motricité est également sous la dépendance la plus stricte du système nerveux.

Chacun sait que, quelques minutes après l'ingestion d'une bouillie bismuthée — quelquefois même plus tôt — l'estomac entre en contraction. Ce n'est pourtant pas là un mélange sapide, éveillant quelque idée gustative, bien au contraire.

Carnot a étudié en 1907 l'influence des excitations nerveuses sur le jeu du sphincter pylorique. En faisant ingérer à un chien, muni d'une fistule duodénale, 200 c. c. d'eau salée physiologique, il a vu que ce liquide ne faisait que traverser l'estomac : le pylore s'entr'ouvre par intermittences, par une série d'éjaculations rapprochées, telles que plus de la moitié du liquide passe dans le duodénum dès les cinq premières minutes, et que la totalité a quitté l'estomac au bout de vingt minutes. Mais, les résultats sont discordants si l'on fait intervenir des influences psychiques ou si l'on crée des réflexes à distance.

Les *excitations psychiques* ont une influence marquée. Le chien élimine-t-il rapidement et suivant un rythme régulier et normal l'eau ingérée ? Il suffit d'un bruit inopiné ou de la vue d'un fouet pour que le pylore se ferme entièrement et que l'élimination cesse d'une façon complète, pendant plusieurs minutes ; puis, progressivement, le liquide recommence à couler, mais l'élimination totale dure une heure et demie au lieu de 20 minutes.

« Pareille influence psychique se manifeste à tout propos et l'on doit être prévenu de la *délicatesse extrême du sphincter pylorique aux moindres causes d'excitation émotives*, pour éviter nombre de causes d'erreur. Par exemple, si l'on fait les expériences dans une salle commune du laboratoire, il suffit du bruit des conversations, des allées et venues, etc., pour, suspendre le passage pylorique normal du liquide ; il suffit de l'émotion causée par la vue d'un cobaye ou d'un lapin pour produire une contraction prolongée du pylore. Aussi, doit-on, pour des expériences aussi sensibles, s'isoler dans une pièce spéciale, loin de toute agitation et se garder de faire le moindre bruit On doit, de même, éviter de caresser l'animal, de toucher à la fistule, etc. De même aussi, les influences psychiques de l'heure habituelle aux repas, de la faim ou de la soif, se marquent sur la vitesse de l'élimination. »

Il est intéressant de rapprocher une telle influence psychique sur la fonction pylorique des faits que tout le monde connait chez l'homme, même normal, a fortiori lorsqu'on a affaire à des gastropathes. La digestion, pour être bien faite, exige du repos et de la tranquillité.

Les excitations réflexes à distance agissent à un degré identique. Un simple attouchement de la plaie, une sensation douloureuse provoquée au niveau du sciatique, du rein ou des testicules amène un spasme du pylore, qui dure quelques minutes.

Les excitations nerveuses au niveau de l'estomac provoquent presque toujours un spasme pylorique. Le simple passage d'une sonde gastrique produit une occlusion du pylore et suspend pendant quelques minutes le passage, dans le duodénum, du liquide ingéré. Une minime ulcération gastrique détermine un spasme, qui peut se prolonger fort longtemps ; le passage des aliments et même des liquides est considérablement retardé et, au bout de 12 à 24 heures de jeûne, l'estomac et le duodénum renferment encore des débris alimentaires, stase qu'il ne faudrait pas mettre sur le compte d'une sténose anatomique.

Les excitations nerveuses au niveau du duodénum provoquent un spasme pylorique plus énergique encore. Une excitation mécanique du duodénum par la sonde ou sa distension par un petit ballon amènent une contraction spasmodique du sphincter. S'il s'agit d'une cause d'irritation permanente, telle qu'une plaie minime accompagnée d'un léger suintement sanguin, le transit gastro-intestinal des aliments ou des liquides est entièrement modifié pour plusieurs jours ; le pylore reste hyperexcitable et entre en spasme sous la moindre influence, jusqu'à complète cicatrisation de la petite plaie duodénale.

« A plusieurs reprises, chez des chiens dont l'élimination pylorique d'eau salée nous était bien connue, une rétention anormale du liquide se manifestait ; on constatait, pendant quelques jours, des rythmes bizarres que rien ne justifiait ; l'élimination d'ascarides, par la fistule, nous donna la clef du phénomène : Il suffit d'un paquet de santonine pour faire tout rentrer dans l'ordre. »

« Nous croyons qu'en pathologie humaine, de pareils phénomènes s'observent également. A côté de la sténose spasmodique du pylore, par ulcération gastrique, on doit faire une place à la sténose spasmodique du pylore par ulcération ou irritation sous-pylorique, qu'il s'agisse d'une ulcération duodénale, de la présence de vers intestinaux, etc.

L'irritation inflammatoire de l'estomac d'une part, du duodénum d'autre part, suffit à provoquer un retard très considérable dans l'évacuation gastrique, par un mécanisme complexe se rapportant, dans une large mesure, aux excitations gastriques et surtout duodénales, qui sont le point de départ habituel des réflexes pyloriques.

La sensibilité du pylore, si exquise vis-à-vis des impressions psychiques, des irritations mécaniques, des ulcérations de l'estomac et du duodénum, est d'ailleurs assez variable d'un sujet à l'autre ; *la sensibilité réflexe du pylore varie naturellement*, comme les autres sensibilités, *suivant le nervosisme général du sujet et suivant l'irritabilité locale de ses nerfs digestifs* (1). »

Le système nerveux seul permet de comprendre l'étiologie multiple, la symptomatologie variable des affections d'estomac et la marche de la maladie.

Au point de vue de l'étiologie, toutes les causes agissant pour créer la dyspepsie ne peuvent arriver

---

(1) Carnot. Le jeu du sphincter pylorique. *Archives des maladies de l'appareil digestif* (1907), p. 651 et sq.

à destination et être efficaces, qu'en passant par le système nerveux (en exceptant bien entendu les maladies infectieuses, qui n'entrent d'ailleurs que rarement en ligne de compte).

Si la cause est d'origine cérébrale (chagrins, émotions, travail intellectuel exagéré), elle agit sur le plexus solaire et sur le fonctionnement de l'estomac, par l'intermédiaire de la chaîne sympathique, qui est en relation de continuité avec l'encéphale, au niveau du ganglion cervical supérieur et inférieur.

Si la cause est d'origine périphérique (travail physique ou marches répétées, poussés pendant un certain temps jusqu'à l'extrême fatigue), elle agit sur l'estomac par le plexus solaire, en vertu de l'union de la moëlle épinière et de la chaîne sympathique, par les rami-communicantes.

Si la cause est d'origine génito-sexuelle, intestinale ou rénale (ptose du rein), elle aboutit au plexus solaire par le plexus hypogastrique, par les plexus rénaux et surrénaux, par le plexus mésentérique supérieur.

Si elle est d'origine alimentaire (boissons comprises), étant donné que l'arrivée d'un aliment ou d'une substance non indifférente (vin, alcool, etc.) dans l'estomac, met *immédiatement* en jeu la sensibilité, le pouvoir sécrétoire et la motricité de cet organe, on comprend sans peine que des excitations insolites, des irritations répétées amènent un trouble plus ou moins sérieux et durable dans ces trois fonctions, trouble qui n'est autre chose que la dyspepsie. *Ce trouble aboutit plus ou moins vite à la lésion.*

Au point de vue de la symptomatologie, le système

nerveux seul peut rendre compte de la mutiplicité des malaises éprouvés par les malades.

Personne ne peut prétendre que le type alterne ou mixte soit explicable par autre chose que par une disposition spéciale du système nerveux.

Sans doute, le tableau de l'hyposthénie type et celui de l'hypersthénie type sont bien différents : l'un, c'est l'insuffisance, l'atonie ; l'autre, c'est l'hyperfonctionnement : manque d'appétit, inertie de l'organe, pauvreté de sécrétion chez l'un — appétit exagéré et fringales, contractilité trop prononcée, au moins pendant un certain temps, sécrétion abondante et riche chez l'autre. Mais ces cas types souffrent de fréquentes exceptions et le diagnostic est en pratique souvent délicat.

La marche de la maladie est souvent intermittente ; mais, c'est surtout la marche de la guérison qui montre le rôle du système nerveux.

Il est rare que les manifestations gastriques de la dyspepsie diminuent d'une façon régulière et progressive, à partir du moment où cette affection est soignée. L'amélioration assez rapide doit être la règle, même lorsque la dyspepsie remonte à dix ou vingt ans ; mais, cette amélioration procède par à-coups. Les phénomènes douloureux ou morbides vont en diminuant pendant quelques jours ; le malade croit qu'il va en être toujours ainsi ; mais, au bout de peu de temps, ils réapparaissent, quelquefois aussi forts qu'auparavant. Puis, ils se calment de nouveau, pendant une période plus longue que la première fois, pour se montrer encore.

Ou bien les malaises apparaissent aussi forts, à des

intervalles de plus en plus éloignés ou bien de moins en moins marqués à des intervalles à peu près égaux. Le malade va mieux en allant de moins en moins mal, jusqu'à ce que tout symptôme ait disparu.

Il arrive encore fréquemment que, pendant le traitement, les symptômes gastriques supprimés ou masqués se manifestent sur un autre point de l'organisme ; tel dyspeptique, au bout de quinze jours de soins, se croit guéri, parce qu'il n'éprouve plus de pesanteur, ni de somnolence après le repas ; mais, voilà qu'il ressent dans la région lombaire une pesanteur, qu'il n'avait jamais eue ou une douleur de tête inaccoutumée ou des palpitations de cœur, etc. Le système nerveux éprouve le besoin de faire quelques décharges d'énergie pour retrouver son équilibre et compenser l'absence de manifestations, localisées jusqu'alors plus ou moins complètement au plexus solaire. Pendant une certaine période, il y a ainsi des *oscillations pathologiques*, qui disparaissent peu à peu. L'estomac avait l'habitude quotidienne de souffrir ; ce n'est pas du jour au lendemain qu'on peut la faire s'évanouir, sans qu'elle laisse de traces.

Ou bien tel symptôme gastrique est remplacé par tel autre que le patient n'avait jamais éprouvé et qui peut lui faire croire à une aggravation de son mal, alors qu'il ne s'agit que d'une *suppléance morbide*.

L'expérimentation et la clinique montrent l'une et l'autre quelle importance le système nerveux, envisagé dans son ensemble, a vis-à-vis de l'estomac.

Non que je veuille dire que la dyspepsie soit une névrose, au sens où on entend d'ordinaire ce mot, c'est-à-dire un trouble purement dynamique, sans rien de matériel. Je crois fermement, au contraire, que, *dans le plus grand nombre des cas considérés comme banals, il y a lésion :* inflammation chronique, modification plus ou moins définitive des éléments anatomiques, etc.

Mais, c'est le système nerveux seul qui permet d'y voir clair dans les gastropathies (exception faite, bien entendu, pour le cancer et les autres affections qui sont du domaine chirurgical), et c'est surtout *par une modification imprimée au système nerveux général et gastrique, qu'on peut arriver à rapprocher de la normale la sensibilité, la motricité et la sécrétion de l'estomac.*

On ne met plus en doute aujourd'hui que souvent l'hyperchlorhydrie se guérit subjectivement et objectivement (diminution ou disparition de la douleur provoquée, du clapotage, de la dilatation), malgré la persistance possible du même taux d'acidité.

La thérapeutique des maladies de l'estomac, pour être efficace dans le plus grand nombre possible de cas, ne doit jamais oublier de viser le système nerveux, même lorsque certains symptômes locaux semblent les plus importants.

A côté de la thérapeutique chimique, qui était la seule au temps où G. Sée disait : « Les dyspepsies sont chimiques ou ne sont pas », la thérapeutique, qui mérite le nom de dynamique ou vitale, doit prendre une place prépondérante, sinon la supplanter.

CHAPITRE III

Rôle de l'estomac dans la digestion

Il peut sembler, à première vue, puéril ou inutile d'envisager cette question, qui est regardée d'une manière presque unanime et à tort comme bien assise. Pourtant, je crois très utile de lui consacrer un chapitre, afin de montrer qu'on attribue à l'estomac un rôle beaucoup trop important et de faire comprendre pourquoi l'emploi des ferments digestifs donne de si fréquents insuccès dans la thérapeutique des dyspepsies ou des autres affections gastriques.

1° La digestion gastrique a *pour résultat de transformer les matières albuminoïdes en peptones* (1), et

---

(1) Non seulement la pepsine formerait des peptones, qui, d'après les données récentes de la physiologie ne représentent pas le produit final de la digestion ; mais elle décomposerait les albuminoïdes jusqu'à donner des corps amorphes appelés *polypeptides* ou *peptoïdes*, qui sont des associations d'amino-acides ne donnant plus la réaction du biuret *(corps abiurétiques)* et même des acides aminés cristallisables, tels que la leucine, l'alanine, la tyrosine, la lysine et d'autres (Duval et Gley. *Physiologie*, p. 207, 1906).

Castex aurait trouvé également des acides aminés dans l'estomac. *Société de Biologie* (19 février 1911).

Par contre, Roger écrit : « Si l'on sacrifie un chien en pleine digestion, on trouve dans l'estomac des albumoses et des peptones, mais pas d'acides aminés ; dans le duodénum, les acides aminés sont fréquents, mais ils sont en petite proportion. » *Digestion et nutrition* (1910), p. 496.

L'apparition de ces produits ne dépend guère de l'activité propre de la sécrétion gastrique, mais plutôt de l'action du suc pancréatique reflué dans l'estomac (Lœper. *Leçons de pathologie digestive*, 2ᵉ série, 1912, p. 25), de certains microbes ou de cellules pathologiques (cancer).

lorsqu'un dyspeptique a un suc gastrique pauvre en acide chlorhydrique et en pepsine, il faut lui administrer cet acide et ce ferment pour remédier à l'insuffisance digestive ; *telle est l'opinion brute admise d'une façon à peu près générale.*

Or, la trypsine du suc pancréatique jouit non seulement de cette même propriété, mais elle la possède à un degré plus intense que le suc gastrique (1). Il serait étonnant que le suc pancréatique fût doué d'un pouvoir protéolytique supérieur et qu'il fût capable de décomposer les albuminoïdes, *depuis le premier stade*, si ce travail devait être effectué par la pepsine du suc gastrique.

La trypsine ne peut agir qu'au point de vue chimique, puisque les aliments n'ont plus besoin d'être triturés lorsqu'ils arrivent en contact avec elle et que les mouvements de l'intestin ont pour seul but de

---

(1) Formation plus abondante d'acides aminés et d'un nouveau corps, le *triptophane*, chromogène colorant en violet l'eau chlorée ou bromée, vraisemblablement dérivé du glycocolle et substance mère de l'indol et du scatol (Ibidem, p. 28 et 232).

Action sur la kératine et sur les substances constituantes des noyaux, qui sont inattaquées par le suc gastrique.

D'après Roger, le suc pancréatique détache *très vite* des acides aminés ; il donne naissance à des peptones et en même temps à des peptones albumosiques. Mais celles-ci perdent rapidement leurs caractères ; dès le début de la digestion, la tyrosine est mise en liberté ; à un stade plus avancé, on voit se détacher d'autres acides aminés : alanine, leucine, valine, acide glutaminique. Parallèlement, les peptones abiurétiques sont transformées en proline, phénylalanine et glycocolle. *(Digestion et nutrition*, p. 494, 495). D'après Choay, la protéolyse gastrique n'est qu'un travail préparatoire, qui a pour but principal la solubilisation des matières protéiques et pour effet secondaire leur peptonisation. La protéolyse pancréatique est caractérisée par un important travail de dégradation moléculaire.

faire progresser le chyme ou le chyle vers le jéjunum et l'iléon.

L'estomac, au contraire, est autant un muscle qu'un organe sécréteur ; il agit d'une façon mécanique sur les aliments, jusqu'à ce qu'il les ait dissociés ou réduits en bouillie, et c'est seulement à ce moment que le pylore s'ouvre pour les laisser passer dans l'intestin.

La durée du séjour des aliments dans l'estomac ne dépend en rien de leur constitution chimique ; elle ne dépend que de leur contexture physique (1). L'estomac ne s'occupe pas si les ingesta qu'on lui confie sont des albuminoïdes, des féculents ou des sucres ; il les conserve tous, jusqu'à ce qu'ils soient réduits en bouillie.

Il garde plusieurs heures la viande, non parce que c'est une substance albuminoïde, puisque la même quantité, réduite en pulpe, est évacuée assez rapidement dans l'intestin, mais parce qu'elle est ingérée sous forme de bols insuffisamment fragmentés.

Il ne garde pas le blanc d'œuf cru, plus riche pourtant en albuminoïdes que la viande, pour la raison que ce dernier, étant liquide ou à peu près, n'a besoin d'aucune trituration mécanique et qu'il peut subir, dans son état naturel, une transformation chimique immédiate, qui s'opère en dehors de l'estomac.

La digestion du lait est, à cet égard, instructive. Le lait, une fois arrivé dans l'estomac, se coagule en

---

(1) Indépendamment des graisses, qui sont toutes évacuées tardivement, d'autant plus tard que leur point de fusion est plus élevé (Carnot et Chassevant. *Société de Biologie*, 19 mai 1906).

partie, le reste passant à l'état liquide dans le duodénum. La caséine coagulée forme dans l'estomac un bloc, qui finit par passer à travers le pylore, après avoir été plus ou moins laborieusement fragmenté. Or, ce bloc d'albuminoïde n'est jamais peptonisé dans l'estomac, qu'il s'agisse de lait de vache ou de lait de femme (1).

Choay a montré que l'action prédominante des ferments gastriques était de solubiliser par hydrolyse la matière protéique et que leur rôle peptonisant n'était que secondaire (2).

Sans doute, les digestions artificielles montrent que le suc gastrique agit en général sur les albuminoïdes solides ; mais, toujours les expériences ont été faites avec un poids minime de substance à tranformer et une quantité disproportionnée de suc gastrique. En mettant à l'étuve à 38° 20 c. c. de liquide extrait après repas d'épreuve, dans lequel on a placé un cube de *cinq centigrammes* d'albumine, il faut 3 heures pour en obtenir la peptonisation (Jaworski). En estimant au faible chiffre de 100 grammes la quantité d'albuminoïdes prise à un repas, il faudrait que l'estomac sécrétât des décalitres de suc gastrique pour les transformer en peptones dans le même temps.

Quelle valeur du reste peut-on attacher aux expériences in vitro, quand certaines montrent qu'un estomac cancéreux a un pouvoir digestif plus grand

---

(1) Gaucher. Académie des Sciences (4 janvier 1909, 8 février 1909, novembre 1911).
(2) Société de Thérapeutique (9 mars 1910).

qu'un estomac normal ? « Les digestions pratiquées avec du suc gastrique provenant de malades atteints de cancer de l'estomac se comportent, non pas comme les digestions faites avec la pepsine, mais comme celles obtenues avec des ferments pancréatiques et intestinaux (1). »

In vivo, les recherches de Zunz montrent que, pendant la digestion de la viande, on trouve chez le chien, dans la région fundique de l'estomac, 77 0/0 d'albumoses et 23 0/0 de peptones ; dans le duodénum, il n'y a plus que 17 0/0 d'albumoses, tandis que les peptones atteignent le chiffre de 83 0/0 (2).

En examinant du reste de près les résultats fournis par l'analyse du suc gastrique, on reste étonné devant une constatation comme celle-ci :

Robin, sur 100 cas d'hypersthénie, trouve la quantité de peptones diminuée 61 fois ; or, l'acide chlorhydrique libre et combiné est, dans cette variété de dyspepsie, supérieur à la normale ; d'autre part, étant donné que le pouvoir de la pepsine est considérable et s'exerce sur un poids de matière 1.000 ou 2.000 fois supérieur, elle ne doit jamais faire défaut (3).

De même, dans l'hyposthénie gastrique, où l'acide chlorhydrique libre est *presque toujours* absent et où l'acide chlorhydrique combiné est le plus souvent diminué, Robin trouve les peptones diminuées également dans la moitié des cas (4).

---

(1) Medina. *Archives des maladies de l'appareil digestif* (1912), p. 308.

(2) Cité par Roger. *Digestion et nutrition* (1909), p. 487.

(3) Certains auteurs, comme Bourget, disent qu'elle ne fait jamais défaut, même dans le cancer à la dernière période. *Les maladies de l'estomac* (1907), p. 57.

(4) *Les maladies de l'estomac* (1900), p. 352 et 353.

On devrait arriver à un autre résultat.

Dans certains cas, on trouve, dans le liquide extrait de l'estomac *à jeun* et exempt de tout débris alimentaire, une réaction du biuret nette, alors que l'acidité totale est très faible et semble constituée en grande partie, sinon totalement, par des acides de fermentation — et l'acide chlorhydrique absent, même après recherche au diméthylamidoazobenzol, réactif pourtant excessivement sensible.

L'analyse suivante en est un exemple :

Liquide de coloration biliaire

Acidité totale	0 gr. 36
Acide libre	Absence
Réaction d'Uffelmann	Positive
Réaction du biuret	Nette

Je me contente de signaler ici le fait brut.

2° *Procédés expérimentaux de M. Leven* (1). J'ai rappelé, il y a quelques années, les résultats obtenus par M. Leven, après de longues et patientes recherches sur la digestion chez le chien. Ces expériences, quoique anciennes, gardent toute leur valeur ; d'ailleurs, elles aboutissent aux mêmes conclusions que celles récentes de Zunz : l'estomac ne peptonise qu'une faible portion du bol alimentaire.

3° *La digestion après l'ablation totale de l'estomac.*

Si l'estomac a pour fonction principale de transformer en peptones les matières albuminoïdes, il doit se produire une grave perturbation dans la nutrition et dans tout l'organisme, quand on pratique chez un sujet la gastrectomie *totale.* En admettant même cette proposition que, si la vie est encore possible dans

----

(1) *Traité des maladies de l'estomac* (1879), p. 32 à 80.

un corps privé de son estomac, c'est parce que le pancréas supplée ou remplace le suc gastrique, il devrait au moins, pendant une période de quelques semaines au minimum, survenir une déchéance de l'organisme ; celui-ci, privé d'un organe auquel on prête une fonction digestive *complète* (transformation des albuminoïdes en peptones), devrait en souffrir pendant quelque temps, jusqu'à ce que la fonction qui doit entrer en hyperactivité soit progressivement arrivée à suffire à sa nouvelle tâche.

Or, il n'en est rien ; sans estomac, on vit aussi bien qu'auparavant et, non seulement l'organisme n'a aucune peine à s'accoutumer à son nouveau *modus vivendi*, mais l'embonpoint apparaît (et arrive à atteindre un chiffre assez élevé) à partir du moment de l'opération.

Dans la brochure de Bœckel sur la gastrectomie pour cancer de l'estomac, il y est étudié 46 cas, qui ont fourni 28 guérisons et 18 morts, dont 16 imputable à l'opération et 1 à une pneumonie. Sur 28 cas de guérison, 7 n'ont pas été suivis pendant un temps suffisant pour apprécier les résultats définitifs. Sur les 21 restants, il y a eu 11 récidives entre 5 mois et 5 ans, une mort par occlusion intestinale sans récidive, après sept mois et demi et une par une phtisie aiguë, après 2 ans. Enfin, 8 opérés vivaient encore en parfaite santé au bout d'un an pour le plus récent et de 11 pour le plus ancien (1).

Voici résumée la première observation personnelle de gastrectomie *totale* de l'auteur. Mme S. H., 38 ans ;

<hr>

(1) *De l'ablation de l'estomac (ablation totale et subtotale).* Paris (1903), p. 135 et 136.

pèse 50 kilos au lieu de 64, il y a quatre ans ; carcinome muqueux. Opération le 9 octobre ; du 10 au 15, alimentation consistant en lait froid et bouillon. Le 16, c'est-à-dire au septième jour, la malade prend du poulet haché à midi ; puis, on augmente et on varie ses menus. Un mois après l'opération, elle pèse 107 livres ; elle quitte l'hôpital et 8 jours après, elle mange à un repas : potage avec œuf, ris de veau, carottes, pomme frites, vin, biscuits, raisins et trois tasses de café. Le 13 décembre, elle a augmenté de 10 livres, depuis 4 semaines ; le 29, elle mange comme tout le monde, sauf des choux et de la choucroute, elle n'éprouve aucun trouble digestif, quoiqu'elle ait supprimé « depuis bel âge » la pepsine qu'on lui donnait à l'hôpital. Les selles sont régulières et normales comme composition chimique. Six mois après l'opération, elle pèse 65 kilos.

Obs. VII (1). — Langenbuch de Berlin. La malade (58 ans) gagne 22 livres en quelques semaines.

Obs. X. — Von Bardeleben. Femme de 52 ans ; augmente de 10 livres en 3 mois.

Obs. XII. — Prof. Kronlein de Zurich. Femme de 56 ans ; augmente de 4 kil. 400 en deux mois.

Obs. XXX. — Gallet. Femme de 59 ans ; augmente de 17 kilos en cinq mois.

Obs. XXXI. — Krause. Femme de 42 ans ; augmentation de 33 livres en 9 mois et demi.

Dans un cas de Schlatter (2), quatre mois après l'opération, chez une femme de 56 ans, qui avait augmenté de 4 kil. 400 et chez qui l'absorption de l'azote

---

(1) Je rapporte seulement les cas de résection *totale*.
(2) *Médecine Moderne* (30 novembre 1904).

était de 80,51 p. 100 pendant le régime lacté, cette absorption était de 92,62 p. 100 avec un régime mixte du type suivant : lait, bouillon, œufs, saucisson, gruau, petits pains, beurre.

Doganello a aussi étudié l'absorption chez une malade à laquelle Tricenni, de Padoue, avait enlevé l'estomac pour cancer. Quatre jours après l'opération, la malade assimilait 81,78 p. 100 de l'azote absorbé, et 3 mois plus tard elle en assimilait 87,08 p. 100 (1).

Voici les conclusions que Bœckel tire de son étude :

« La gastrectomie totale ou subtotale est non seulement compatible avec l'existence, mais elle est susceptible de l'améliorer d'une façon très notable, dans certaines affections incurables et fatalement mortelles.

« *La question de savoir si l'on peut vivre sans estomac est donc résolue aujourd'hui dans le sens affirmatif.* »

Les observations démontrent « que la région du tube digestif située dans le voisinage immédiat de l'anastomose gastro-intestinale, notamment le duodénum, se dilate petit à petit, au point de simuler un nouvel estomac et d'en tenir lieu (2) ».

Elles établissent aussi « que l'alimentation *ordi-*

---

(1) Ibidem.

(2) Le tube digestif a besoin d'un vestibule où s'accumule la charge alimentaire.

Dans l'observation IX, rapportée par Bœckel, concernant un homme de 58 ans atteint d'adéno-carcinome et gastrectomisé (l'estomac fut sectionné à deux travers de doigt de l'œsophage et une partie du duodénum réséquée), qui mourut de pleurésie au bout de deux ans, on trouva, à l'autopsie, un nouvel estomac, de dimensions presque égales à celles de l'organe extirpé ; sa capacité était de 500 gr. (Cas de Schuchardt).

naire, fréquente et modérée au début, est parfaitement supportée à la longue, que la digestion n'est nullement entravée, que l'assimilation enfin s'exécute d'une façon régulière et normale. Ce qui le prouve, c'est l'augmentation de poids très rapide et très notable que l'on constate chez les sujets qui ont subi avec succès cette grave opération ».

1° *Achylie gastrique*. Cette affection, décrite sous ce nom en 1892 par Einhorn, est caractérisée par l'arrêt de la sécrétion des glandes à acide chlorhydrique et à ferments.

Voici un exemple d'analyse du liquide extrait après repas d'épreuve (1) :

Acide chlorhydrique	0
Acidité (2)	2
Présure	0
Propeptone	0
Peptone	0
Érythrodextrine	0

Parfois, l'achylie se développe à la suite d'un catarrhe de la muqueuse stomacale ; mais, dans des cas nombreux, il faut incriminer seulement le système nerveux (3).

Pour Martins, il y a deux formes d'achylie ; la première est due à l'atrophie de la muqueuse gastrique et la deuxième à un arrêt de sécrétion d'ordre entièrement fonctionnel.

Norden a étudié l'assimilation à la fois dans l'achy-

***

(1) Einhorn. *Maladies de l'estomac*. Traduction Labadie. Paris (1901), p. 349.

(2) Cette acidité, exprimée d'après les méthodes françaises, serait de 0,073 par litre.

(3) Einhorn, p. 346.

lie par catarrhe stomacal et chez une femme, qui avait un arrêt sécrétoire dû à des causes nerveuses. On donnait aux malades du lait, de la viande crue, de la viande rôtie, du jambon, du pain, du beurre, des œufs ; quelques-uns avaient des pommes de terre. L'élimination, par les excréments, de l'azote et de la graisse par rapport à l'ingestion était normale ; aussi Nörden en concluait-il que l'assimilation se faisait d'une façon complètement suffisante.

Strauss a aussi étudié des malades atteints d'achylie et il a trouvé que chez eux l'absorption était normale. Lorsque les malades recevaient 16 gr. 11 d'azote et 94 gr. 48 de graisse, ils éliminaient par les excréments 8,2 p. 100 d'azote et 9,6 p. 100 de graisse (1).

Robin (2) rapporte le cas d'un vieillard de 76 ans, merveilleusement conservé, puisqu'il exerçait malgré son grand âge le métier de maçon, ayant un appétit excellent, des fonctions intestinales régulières et n'éprouvant aucun trouble digestif ; le suc gastrique était neutre, ne renfermait ni HCl libre ou organique, ni acides de fermentation et n'exerçait aucune action sur les albuminoïdes.

Quel est *quantitativement* le rôle de l'estomac dans la transformation des albuminoïdes ?

Il serait très grand d'après certains physiologistes, puisqu'il irait jusqu'à fournir des produits abiurétiques et même au-delà ; mais il ne faut pas oublier le reflux du suc pancréatique dans la cavité gastrique ; il consisterait à former des peptones, d'après

---

(1) *Médecine Moderne* (30 novembre 1904).
(2) *Les maladies de l'estomac* (1901), p. 531.

l'examen chimique du contenu gastrique après un repas d'épreuve ; les résultats de la gastrectomie et l'observation clinique de certains cas d'achylie rabaisseraient au contraire ce rôle à peu de chose ; l'embonpoint et la nutrition intime des malades atteints d'hyposthénie gastrique se maintiennent dans un état presque normal pendant longtemps ; l'amaigrissement, quelquefois prononcé, est la règle chez les sujets présentant un type de dyspepsie inverse et ayant un suc stomacal très actif, devant donc digérer pour le mieux. Cet amaigrissement se montre au bout d'un certain temps, quand la gastropathie a amené une dyspepsie pancréatico-duodénale ou a abouti à une dilatation avec stase plus ou moins complète et irritation prononcée du système nerveux.

Je crois qu'en tenant compte des études, des observations et des faits cliniques ou expérimentaux énumérés précédemment, il est permis de dire que l'estomac a un rôle surtout mécanique, accessoirement chimique et digestif dans le sens propre du mot, et qu'en face d'un malade gastrique, il ne faut tenir compte que d'une chose : ses souffrances ou ses malaises et n'avoir qu'un but : les guérir, en voyant surtout dans l'estomac un organe qui réagit vivement sous l'influence de causes nombreuses et accessoirement un laboratoire, dont la chimie a besoin d'être modifiée.

Il est intéressant de constater que cette opinion, qui attribue un faible rôle digestif à l'estomac, est celle des mêmes physiologistes qui écrivent que la pepsine pousse jusqu'aux acides aminés la décomposition des albuminoïdes : « De ce que la vie est possible sans estomac, il ne suit point que cet organe ne soit pas utile. Grâce à lui, *les aliments sont transformés en une masse molle, en une sorte de bouillie parfaitement préparée à subir l'action des sucs pancréatique et intestinal* ; ils peuvent par suite être ingérés en assez grande quantité à la fois. Au contraire, la nourriture d'un animal sans estomac doit être soigneusement hachée menu et ne peut être prise qu'en petite quantité, l'alimentation devient donc un acte difficile et compliqué (1). En la rendant commode et aisée, l'estomac se présente comme un *organe préparatoire de la digestion intestinale, protecteur de l'intestin (2).* »

Adoptons cette conclusion, qui était déjà celle de Cl. Bernard et conduisons-nous en conséquence vis-à-vis de nos dyspeptiques.

———

(1) Ceci n'est juste que pendant une certaine période. On a vu que chez l'homme, après la gastrectomie, le duodénum se dilate petit à petit, au point de simuler un nouvel estomac et d'en tenir lieu.

(2) Duval et Gley. *Traité élémentaire de physiologie* (1900), p. 213. — Debove et Renault se demandent de même « si le rôle de l'estomac n'est pas plutôt *mécanique* que chimique, si la digestion n'est pas pour la plus grande partie, sinon exclusivement, un phénomène d'ordre intestinal. *Ulcère de l'estomac*, p. 185.

CHAPITRE IV

Action des aliments sur l'estomac et le plexus solaire.

L'étudiant qui termine ses études, le praticien qui a à faire face à la fois à toutes les branches de la médecine et souvent de la chirurgie, gardent leur esprit imbu de ce schéma : l'estomac est un organe chimique ; la plupart de ses maladies sont de nature chimique ; les aliments ou les boissons agissent sur lui d'une façon chimique ; le traitement à appliquer à ses maladies doit être chimique.

Je me rappelle, il y a 15 ans, alors que je commençais à diriger mon attention et mes lectures vers le tube digestif et principalement l'estomac, tout l'étonnement que j'ai éprouvé et, je l'avouerai, la peine que j'ai eue à la comprendre, tant elle était simple, mais éloignée de ce qui figure habituellement dans les ouvrages classiques, cette notion d'action mécanique, irritative, dynamique, congestive, exsudative, pouvant porter sur l'estomac, sa muqueuse ou le plexus solaire, notion que je trouvais développée amplement dans les travaux de M. Leven.

L'hyperchlorhydrie consiste dans une augmentation de la richesse du suc gastrique en acide chlorhydrique ; le traitement doit donc consister à fournir une matière à cet excès d'acide, pour l'occuper, le fixer et pour éviter les complications ou les symptômes pénibles consécutifs au contact de la muqueuse gastrique avec un liquide hyperacide et digestif.

Ce raisonnement paraît péremptoire et convaincrait évidemment mille malades sur mille, surtout les plus intelligents et les plus scientifiques. Il figure encore dans des ouvrages spéciaux tout récents.

De plus, l'examen (superficiel) des faits semble lui fournir une base solide. Par exemple, donnez à un hyperchlorhydrique en crise une côtelette, il sera calmé presque immédiatement.

Mais, ce malade auquel on conseille la viande et chez lequel chaque repas amène une amélioration, va plus mal au bout d'un mois. Sa faim est augmentée, sa nervosité s'accroît, son sommeil devient plus mauvais et son poids diminue ; ses crises de douleurs augmentent de fréquence ou d'intensité, si quelque médication ne vient *masquer* les manifestations de son état.

C'est qu'à côté de l'action fixatrice de la viande vis-à-vis de l'acide, il y a eu l'action excitante de la viande sur l'estomac ; cette action s'exerce de deux manières : en augmentant la richesse de la sécrétion (c'est là une donnée élémentaire de physiologie) et la sensibilité de la muqueuse et du plexus solaire, parce que la viande demande à l'estomac un gros travail sécrétoire et *physique, mécanique,* ce dernier portant sur tout l'ensemble de l'organe qui, surmené, refusera plus ou moins vite la lutte et se laissera distendre.

L'administration d'une solution d'alcalins purs est un remède on ne peut plus efficace contre les crises d'hyperchlorhydrie ; outre la cessation ou l'atténuation presque complète et rapide de la douleur, par diminution du taux de l'acidité, il y a facilitation et provocation de l'évacuation gastrique, tant pour cette cause que par l'action excito-motrice de CO_2 formé ; le chyme, qui pénètre dans le duodénum, est plus vite saturé par les liquides alcalins sécrétés par le foie et le pancréas et le rôle évacuateur du duodénum vis-à-vis de l'estomac est favorisé.

Mais, ce n'est là qu'une action temporaire ; le lendemain, la semaine suivante, le mois d'après, la sécrétion gastrique n'est pas diminuée ; elle est le plus souvent augmentée sous l'action excito-sécrétoire *secondaire* du bicarbonate de soude et, comme la muqueuse a subi une excitation du fait de la formation de CO_2, c'est-à-dire est plus irritable, la situation reste inchangée ou est aggravée ; le malade, dès qu'il cesse sa médication, souffre à nouveau ; il est le plus souvent conduit à augmenter la dose d'alcalins pour avoir un résultat et il arrive assez souvent que l'estomac ne puisse supporter sans dommage le surmenage auquel il est soumis ainsi. Ce genre de médication, qui jouit d'une grande vogue, à cause de son action *immédiate*, ne peut vraiment donner de résultat que dans les cas légers.

Le travail de la digestion gastrique s'accompagne en général d'une congestion passagère de la muqueuse ; quand les aliments ont quitté l'estomac, cette congestion cesse. Lorsque l'évacuation est lente, ce qui se produit chez le plus grand nombre des dyspeptiques, cette congestion se maintient beaucoup plus longtemps. Quand l'affection dure depuis des années, ce qui n'est pas rare, étant donnée la négligence des malades, cette congestion devient chronique.

En même temps que la sécrétion glandulaire, c'est-à-dire digestive (que cette sécrétion ait lieu seulement à l'occasion des repas ou à jeun), se fait une exsudation aqueuse ou plutôt sérique, par osmose à travers les capillaires de la muqueuse. Cette osmose, ce catarrhe est prouvé par la richesse en chlorure de sodium du liquide gastrique extrait à jeun et par la présence d'albumine dans ce liquide, après nourriture de la veille exempte d'albuminoïdes et plusieurs lavages (1).

Certains aliments, comme l'huile, la graisse, les choux, provoquent cette exosmose chez les bien portants ou l'augmentent chez les malades de l'estomac ; à sécrétion égale d'acide par les glandes, il y a, apparence de diminution chlorhydrique ; il ne convient donc peut-être pas d'offrir aux hyperchlorhydriques, comme moyen de traitement, l'huile d'olive ou les amandes, même sous forme d'élégant bonbon, comme on vient de le faire récemment. L'huile abaisse le taux de l'acidité du contenu gastrique, mais en malmenant la muqueuse, puisque sa congestion est poussée à un haut degré ; elle n'a le droit de constituer qu'un mode thérapeutique momentané ou exceptionnel.

Les aliments durs ou ingérés sous une forme trop

---

(1) La réaction de Salomon n'a aucune valeur pour le diagnostic du cancer ; elle se rencontre dans l'ulcère et la maladie de Reichmann (L. Pron. *Note sur la présence d'albumine dans le liquide d'hypersécrétion de la maladie de Reichmann. Société de Médecine de Paris, 9 octobre 1908*).

grossière, insuffisamment divisés et mastiqués, irritent l'estomac d'une façon physique. Il n'y a pas à insister sur ce point, connu de tous, ni sur l'action des acides, épices, etc.

La viande demande à l'estomac un gros travail sécrétoire et moteur ; à ce point de vue, toutes les viandes ne se ressemblent pas. Le porc est dense et gras, d'où action congestive sur les capillaires et besoin d'un effort triturant de la musculeuse. Le poulet a une action toute différente.

Mais, outre la nature de la viande, sa qualité, je veux dire son *état physique*, joue un rôle important. Le même estomac supportera mieux du mouton tendre que du poulet dur.

Il y a lieu aussi d'envisager l'action excitante, dynamique des aliments sur l'estomac et le plexus solaire. A un sujet normal habitué à prendre de la viande au repas de midi et du soir, supprimez brusquement ce genre de nourriture et remplacez le par une quantité caloriquement deux fois plus riche de fromage ou de féculents, le sujet se sentira déprimé. On ne peut faire appel, pour expliquer ce fait, à des phénomènes de nutrition ou d'assimilation, puisque la valeur de la ration alimentaire est augmentée (1).

La viande de bœuf excite au maximum l'estomac, le plexus solaire et, par son intermédiaire, le système nerveux tout entier ; la vigueur intellectuelle et phy-

---

(1) Si les albuminoïdes végétales sont moins bien absorbées que celles du règne animal, ce n'est qu'à un faible degré, qui ne va pas à un dixième.

sique est plus grande (1) ; la chair de poisson l'excite le moins ; les féculents n'ont pas ou peu d'action (M. Leven) (2). Cette donnée, que la clinique permet de vérifier tous les jours, peut être mise à profit dans la thérapeutique gastrique. Assez souvent, on rencontre des sujets atteints de ptose abdominale, d'asthénie nerveuse générale et d'atonie gastrique ; les propriétés excitantes locales et générales de la viande peuvent alors être utilisées avec précaution et mesure et ces patients, qui se seraient éternisés dans leur état morbide, retrouvent une santé plus forte et arrivent à un meilleur fonctionnement de leur estomac par l'administration d'une petite quantité de viande, qui constitue pour eux un médicament plutôt qu'un aliment. Si l'on dépasse la mesure, si on leur conseille de prendre beaucoup de viande, dans le but d'en faire des forts-à-bras, le but se trouve dépassé, le plexus solaire étant incapable de réagir, et l'asthénie augmente, en même temps que les troubles gastriques.

De même, chez les enfants, l'usage exclusif trop prolongé du lait peut engendrer la dyspepsie par insuffisance de stimulation du plexus solaire.

Ces quelques considérations, qui sont applicables autant au système nerveux qu'à l'estomac, pourront peut-être être qualifiées de philosophiques par les partisans outranciers de la chimie physiologique. La clinique montre leur exactitude.

---

(1) William Edwards a constaté, au dynamomètre, qu'à la suite d'un repas de viande, la force musculaire était immédiatement augmentée.

(2) *La Névrose* (1887), p. 277.

DEUXIÈME PARTIE

CHAPITRE V

Régime alimentaire

Est-il besoin d'un régime alimentaire dans la thérapeutique des maladies de l'estomac ?

La question vaut la peine d'être posée, car certains malades et certains médecins pensent que l'estomac digère bien ce qui plaît au goût et que chacun est apte à savoir quels sont les mets qui lui conviennent.

A la première affirmation je répondrai qu'il y a des personnes solides, ayant un excellent estomac et non nerveuses qui, aimant beaucoup le poisson, le champagne ou les œufs, vomissent chaque fois qu'elles en prennent.

A la seconde, j'objecterai qu'elle est loin d'être toujours vraie. Dans l'exemple précédent, l'expérience est suffisamment probante et instruit amplement le patient sur les capacités ou la bizarrerie de son estomac.

D'autre part, il arrive qu'à l'occasion de circonstances *spéciales* : réunion d'amis, promenade en commun, changement de milieu ou de pays, tel aliment qui provoquait des malaises est bien supporté.

Il l'est en apparence ou en réalité.

Il l'est en réalité — et cela doit se passer ainsi — car l'estomac, quelque grande que soit son action à distance, subit l'influence de tout l'organisme. Il est obligatoire qu'un sentiment de joie, un grand plaisir agissent favorablement sur lui, de même qu'une peine le met en déroute. Il est tout naturel aussi qu'un changement d'altitude et le fait de quitter la ville pour un séjour en montagne, où la température est moins déprimante et l'air plus stimulant, tonifient l'estomac et le rendent plus complaisant.

D'autre part, on peut dire que la vie de chaque jour est en général l'identique recommencement de celle de la veille : lever, coucher à la même heure, mêmes moments de travail, mêmes sorties, etc. La douleur ou les malaises subjectifs prennent leur place dans cet horaire quotidien, d'une façon souvent mécanique et règlementée par les conditions de vie ; tel commerçant, qui est à son magasin de 8 à midi et de 2 à 6 heures du soir, a des aigreurs une heure après son café au lait, une fringale une heure avant son repas de midi ; l'après-midi, peu de temps après s'être remis au travail, ses malaises recommencent, ils sont au maximum vers 5 h. 1/2 ou 6 heures, pendant qu'il vérifie la caisse ou contrôle tel ou tel livre, etc. La douleur devient l'associée, pour ainsi dire, de telle ou telle action ou d'une des circonstances de la vie quotidienne.

A ce malade, que vous supposerez atteint d'une affection sérieuse, tel que le syndrome de Reichmann, conseillez de faire un voyage, de modifier par conséquent l'emploi de chaque heure de sa journée, immédiatement son estomac se fera moins sentir, parce que les influences du milieu extérieur auront changé sa manière de réagir, sa facilité à souffrir.

Tout mal quotidien tend à devenir cyclique horairement. Modifiez la réceptivité du sujet au moment de la menace ou de l'arrivée de la douleur ou du malaise, la manifestation pathologique diminuera.

L'aliment qui causait de la gêne est bien supporté, mais ce n'est qu'une apparence souvent. Tel malade, qui suit chez lui un régime sévère, est invité à dîner en ville et à aller ensuite au théâtre ; il prend un ou plusieurs plats indigestes, qui ne lui amènent aucun malaise, se couche fatigué et passe une bonne nuit ; le lendemain, son café au lait du matin et son maigre menu de midi, composé d'une purée de légumes secs, deux œufs à la coque, des nouilles et un dessert, l'incommode au plus haut degré. Il se croit en droit d'envoyer au diable régime et médecins. Il oublie seulement que c'est le homard ou les hors-d'œuvre de la veille qui font sentir tardivement leur effet habituel.

On voit des sujets en excellente santé, empoisonnés par un œuf pondu depuis quelques heures et d'autres qui ne supportent pas cet aliment : renvois à odeur sulfhydrique, etc. On voit des malades qui ont de la diarrhée ou du ballonnement après un repas dans lequel entre une purée de légumes secs. Je me rappelle un général qui digérait sans malaises la salade et souffrait après un œuf à la coque.

Ce sont des exceptions.

Un même régime convient dans son ensemble, sinon absolument dans tous ses composants, à toute une classe de dyspeptiques et ceux-ci ne peuvent être guéris le plus souvent qu'en surveillant de près leur nourriture.

Que doit être cette nourriture ?

1° Suffisante.

2° N'être irritante ni physiquement, ni chimiquement.

3° Demander à l'estomac le moins de travail possible, de façon à laisser un repos suffisant à cet organe.

Le dyspeptique doit manger autant qu'une personne en bonne santé, à moins d'avoir une affection très sérieuse.

Les malades ont souvent tendance à restreindre leur nourriture pour diminuer leurs douleurs ou leurs malaises, et beaucoup de médecins ne réagissent pas contre cette ligne de conduite.

Presque tous les dyspeptiques sont des nerveux, c'est-à-dire des sujets qui dépensent plus que la moyenne ; d'autre part, leur état général est souvent mauvais, surtout quand leur affection est ancienne ; ils ont besoin d'être tonifiés, et le moyen le plus important et élémentaire d'y arriver, avant de penser aux médicaments employés dans ce but, est de leur fournir une ration alimentaire suffisante — ce qui ne veut pas dire qu'il faut laisser à toute heure certains hyperchlorhydriques satisfaire leurs fringales, ni se gaver les autres.

Théoriquement, pour que l'équilibre de poids se maintienne, c'est-à-dire pour qu'il n'y ait pas d'amaigrissement chez un sujet faisant un travail modéré, il faut à l'organisme un régime qui représente environ 35 à 40 calories par kilogramme de poids corporel. Le poids normal d'un individu est en rapport avec sa taille. S'il mesure 1 m. 65 par exemple, le poids normal évalué approximativement est, d'après Maurel, de 65 kilogrammes, c'est-à-dire d'autant de kilogrammes qu'il y a, après le mètre, de centimètres de taille.

Le corps, pour rester en équilibre de poids, a besoin chaque jour de 35 à 40 calories par kilogramme, soit 65 kg. × 40 c. = 2.600 calories.

Est-ce à dire que tous les malades de l'estomac devront mathématiquement ingérer un nombre de calories de 35 ou 40 multiplié par leur poids ? Non, parce que le poids de la plupart est hyponormal. Faudra-t-il fournir à ceux-ci une quantité de calories plus grande ? La réponse est difficile ; aux uns, il faudra davantage que n'indique la théorie, aux autres, sensiblement moins. Outre que doit entrer en ligne de compte la somme de travail physique ou psychique fournie, il ne convient pas de prendre à la lettre les données de la chimie physiologique ; à poids corporel et à travail égal, un organisme peut avoir besoin de plus ou de moins qu'un autre ; on n'arrivera jamais à pénétrer les secrets de la nutrition intime et à savoir comment, ni pourquoi nous fabriquons de la chair avec du fromage ou des lentilles ou de la graisse avec de l'albumine ; en médecine, vouloir être trop mathématique est fréquemment une faute. Une équation, vraie au laboratoire, est quelquefois fausse en clinique. Et puis l'isodynamie alimentaire est-elle à l'abri de toute critique ?

Sans vouloir apporter à l'établissement quantitatif d'un régime alimentaire trop de précision, il faut néanmoins connaître la valeur théorique des aliments en calories et en tenir relativement compte.

Ch. Roux a proposé le tableau pratique suivant :

Substances albuminoïdes et graisses

100 gr. de lait donnent.......... calories   65
100 gr. de beurre donnent   800
100 gr. de fromage donnent.............   300

1 œuf donne.............................. 40
100 gr. de viande donnent en moyenne... 250
100 gr. de viande plus grasse, de .... 300 à 350
100 gr. de poisson donnent.............. 100

Hydrates de carbone

100 gr. de céréales (riz, avoine)............ ⎫
100 gr. de légumineuses (pois, lentilles, haricots) ⎬ 350
100 gr. de pâte (nouilles, macaronis).......... ⎭
100 gr. de pommes de terre 100
100 gr. de légumes verts ou fruits........ 20 à 25
100 gr. de pain 250
100 gr. de biscuits................... 400
100 gr. de sucre.................... 400
100 gr. de pudding au lait.............. 250
100 gr. de bouillon de viande........... 10

On admet généralement que la quantité de substances albuminoïdes, dont nous avons besoin chaque jour, est d'un gramme par kilogramme de poids corporel, soit de 60 grammes pour un individu de 60 kilogrammes.

On se rappellera que :

100 gr. de viande renferment... albumine 20
100 gr. de fromage (gruyère, Hollande)... 30
100 gr. de lentilles, pois cassés, haricots.. 20 à 25
100 gr. de pain...................... 7 à 10
100 gr. de lait...................... 3 à 4
100 gr. de céréales (avoine, riz, orge, pâtes
    d'Italie).......................... 8 à 12

Or, les expériences de H. Labbé et Morchoisne et l'expérimentation directe de ce dernier sur lui-même, ont montré que ce chiffre pouvait être singulièrement abaissé, sans que l'organisme en souffre à aucun point de vue.

L'observation a duré quarante jours ; au début, Morcholsne s'est mis à un régime mixte qui lui fournissait 88 grammes d'albumine par jour ; au bout de quatre jours, il s'est mis à un régime exclusivement végétal et a ainsi réduit sa ration d'albumine à 14 grammes, puis à 6 grammes. Voulant encore abaisser ce chiffre, il a remplacé l'alimentation végétale naturelle par une galette fabriquée avec de la fécule de pomme de terre, de la farine et de la levure de bière et il est arrivé ainsi à consommer 1 gr. 06 d'albumine par jour (la calorification étant assurée par un apport suffisant de graisses et de féculents).

Or, le poids du sujet, qui était, à la date du 2 février, de 64 kil. 975 avec une ration d'azote quotidienne de 14 gr. 10, n'avait presque pas varié à la date du 4 mars (64 kil. 025), où la ration d'azote était de 1 gr. 06. L'expérimentateur s'est trouvé alerte et bien portant et il a travaillé continuellement.

L'excrétion d'urée est passée de 23 gr. 07 (2 février), à 0 gr. 46 (4 mars), et l'azote éliminé, de 13 gr. 12 (2 février), 2 gr. 19 (4 mars).

Il est arrivé que l'excrétion azotée a dépassé légèrement l'ingestion azotée ; mais cette déperdition d'azote a été très minime et il est fort probable que si, au lieu de diminuer d'une façon croissante, tous les quatre jours, comme on l'a fait, l'ingestion d'azote, on avait laissé à l'organisme un temps suffisant pour s'habituer à cette réduction d'albuminoïdes, l'équilibre se serait établi. En effet, quand le sujet ingère par jour 2 g. 36 d'azote, l'excrétion va en diminuant pendant les quatre jours de ce régime ; elle baisse de 3 gr. 12 à 2 gr. 66.

Ces expériences montrent d'une façon certaine que

le *besoin* d'albumine, pour réparer nos tissus, est très inférieur à ce que l'on pense généralement.

En ce qui concerne les dyspeptiques en général, il ne faut donc pas être trop hanté par la crainte de les soumettre à un régime insuffisamment riche en albumine. Mais, chez les déprimés, chez les prétuberculeux qui, n'ayant pas droit à la viande à cause de leur état gastrique, ont besoin de se réparer, je crois qu'il est indiqué de leur donner suffisamment d'albuminoïdes et j'ajouterai d'albuminoïdes *animales*, parce qu'elles sont mieux assimilées et qu'elles exercent sur les phénomènes vitaux une certaine stimulation. Je reviendrai sur ce point à propos des toniques chez les dyspeptiques.

Aliments défendus. — Toutes les substances susceptible d'irriter (1) la muqueuse de l'estomac par leur composition ou leur réaction chimique et par leur contexture physique — ou exigeant de la part de l'estomac un travail long, seront exclues de la table.

Ce sont d'abord tous les hors-d'œuvre : charcuterie, saucisson (trop épicé et fabriqué souvent avec des déchets avariés), sardines, conserves de thon, pâté de foie (trop gras), radis, concombre (très durs, salés ou vinaigrés) — et les huîtres qui passent bien à tort pour être de digestion facile ; elles constituent un aliment mauvais pour les estomacs facilement excitables et en particulier pour les hyperchlorhydriques, à cause de leur teneur en chlorure de sodium,

---

(1) C'est-à-dire de rendre la muqueuse hyperesthésique, de la faire sécréter une trop grande quantité de suc gastrique ou d'exagérer les phénomènes d'osmose, que détermine l'arrivée des aliments dans l'estomac.

de leur consistance ferme et du jus de citron qu'on a coutume d'y ajouter ; tout au plus, peut-on les permettre chez les hypochlorhydriques sans réactions douloureuses. Les moules cuites sont peu recommandables, mais ont moins d'inconvénients, à cause de leur manque de propriétés excitantes dû à la cuisson.

En ce qui concerne la viande : tous les ragoûts dans lesquels la partie grasse de la viande fond et imbibe les légumes — les sauces qui sont grasses — le gibier, qui est la plupart du temps faisandé ou qu'on fait mariner et dont la chair est remplie de sang ; le pigeon, pour ce dernier motif ; l'oie, la dinde et le canard, à chair ferme et grasse ; le porc, sous n'importe quelle forme (dense et gras) — le foie (surtout celui d'animaux engraissés), les tripes, l'andouille, le boudin, les rognons, dont la chair est trop dense et difficilement chymifiable.

Parmi les poissons : ceux dont la chair est grasse (hareng, saumon, anguille, maquereau, tanche, carpe, raie, sardine, thon, etc.).

Parmi les légumes : les choux et les choux-fleurs, à cause de leur principe sulfuré ; les tomates, l'oseille à cause de leur acidité ; toutes les salades vertes assaisonnées, mauvaises en même temps comme crudités et à cause des épices ; les pommes de terre frites, à cause de la carapace huileuse qui les entoure et toutes les fritures, de même que les huiles, quelles qu'elles soient, à moins que ce ne soit en très petite quantité.

Tous les fromages fermentés doivent être évités, ainsi que les graisses, exception faite pour la crème, le beurre frais *cru* et l'huile d'olive en *petite quantité*.

En ce qui touche au dessert, on laissera de côté toute la pâtisserie (composée en principe de beurre, qui, même pur, ne vaut pas grand chose et de farine, qui est lourde, mais souvent, en fait, d'œufs plus ou moins âgés et de produits de dernier choix) — les fruits acides (rôle chimique) crus ou huileux, nocifs par leur dureté, autant que par les corps gras qu'ils contiennent — les confitures, qui sont trop sucrées — le chocolat et le cacao sous toutes leurs formes : en nature, en liquide ou en crème — les glaces, qui congestionnent la muqueuse et saisissent la musculeuse, lui donnant un coup de fouet qu'elle ne peut supporter sans dommage, quand l'organe est malade.

On diminuera le plus possible le pain, surtout la mie qui, au contact des liquides de boisson, forme une masse ferme et gluante, dont l'estomac vient difficilement à bout et qui donne lieu à des fermentations. Le pain a, en outre, une action très excitante sur la sécrétion, deux fois plus que la viande.

Aliments permis. — Œufs à la coque, brouillés, pochés ou en omelette peu cuite.

Tous les poissons maigres : sole, merlan, barbue, rouget, brochet, limande, perche, truite non saumonée, carrelet, turbot, bar, barbue, mulet, colin, cuits au court bouillon ou avec une sauce à la crème, ou frits et alors avoir soin d'enlever la peau avant de les manger ; les grenouilles.

Les ris de veau, les cervelles au court bouillon ou à la crème, à condition qu'il ne s'agisse ni de goutteux, ni d'uricémiques, chez lesquels les nucléines sont interdites.

La viande de boucherie bouillie, rôtie, grillée ou

braisée (1) : veau, chevreau, mouton, bœuf (ce dernier sera pris rarement, à cause de la stimulation et de l'excitation particulière qu'il imprime à l'estomac), le lapin rôti, le poulet de grain, le jambon maigre peu salé, la gelée.

Comme gibier, on pourra permettre le perdreau, la caille et le faisan jeune et non faisandé.

Tous les légumes secs (2) ou verts *en purée* : pois, lentilles, haricots, pommes de terre, fèves, marrons, carottes, cuits à l'eau et au sel et assaisonnés avec du beurre frais en petite quantité, au moment de servir — salade cuite (3), artichauts cuits, épinards — pommes de terre à l'eau ou en robe de chambre.

Les légumes décortiqués, autour desquels on fait une réclame imméritée, ont le défaut d'être moins riches en sels minéraux et moins agréables au goût.

Toutes les pâtes, de préférence sans œufs : nouilles, macaroni, cuites à l'eau et au sel, assaisonnées au beurre, en petite quantité et quelquefois au jus de viande, au bouillon dégraissé à froid ou au fromage de gruyère — riz, exempt de condiments et de graisse

---

(1) Les viandes braisées, c'est-à-dire cuites en marmite close avec peu de liquide et des légumes ou non, sont moins excitantes que les viandes rôties, d'après G. Lyon.
La viande saignante est peut-être plus digestible que celle très cuite, à condition qu'elle soit tendre. La viande crue pulpée est, en général, bien supportée, même par les hyperchlorhydriques.
La viande rôtie est plus stimulante pour l'estomac que la viande bouillie, parce qu'elle a conservé une grande partie de ses principes solubles et extractifs ; la valeur nutritive des deux est à peu près la même.
(2) Qui représentent un aliment parfait : 25 0/0 d'albumine et 50 0/0 d'hydrates de carbone.
(3) Ce qui ne signifie en rien pommes de terre ou haricots en salade, comme certains malades le comprennent.

— les bouillies de farines diverses : orge, avoine (1), froment, maïs, semoule, tapioca.

Les crèmes, sauf celle au chocolat, les œufs à la neige, les soufflés, les compotes de fruits, les fruits cuits (2), les biscuits secs (3), petits gâteaux secs (palmers, petit-beurre, etc.) — la crème fraîche en quantité modérée.

Le pain sera pris en très petite quantité et seulement la croûte, dans laquelle l'amidon a déjà subi un commencement de transformation (dextrine, maltose). Il est même préférable de le faire griller ou de le remplacer par des biscottes ou des longuets, qui ont sur lui l'avantage d'être excessivement secs et de s'émietter très facilement — ou encore par des breakfeasts ou des échaudés.

Mais, il ne suffit pas d'énumérer au malade les aliments permis ; il faut encore lui indiquer quelques détails pratiques.

On évitera de prendre à un même repas plusieurs plats encombrants qui, étant tous conformes qualitativement au régime, deviennent nuisibles à cause de leur volume. Exemple : un repas composé de potage, purée de légumes secs, nouilles, crème, court le

---

(1) La plus nutritive des céréales (13 0/0 d'albumine, 67 0/0 d'hydrates de carbone, 9 0/0 de graisse) ; 100 grammes représentent près de 400 calories.

(2) Comme fruits crus, on pourra autoriser les bananes, les pêches et les raisins bien mûrs, en n'avalant ni les pellicules, ni les parties dures ; les reines-claude et les mirabelles ; les figues, riches en pepsine végétale et en ferments saccharificateurs. Mais, il faudra tâter la susceptibilité de chaque malade et souvent on devra y renoncer.

(3) Qui contiennent quelquefois des produits antiseptiques permettant leur conservation ou de la gélatine ou de la vaseline (Manquat).

risque d'être mal supporté ; il convient de remplacer la purée par des œufs ou du poisson et la crème par un dessert moins encombrant.

La viande sera peu cuite ou très cuite, selon le goût de chacun ; mais elle devra toujours être tendre *(on ne saurait attribuer trop d'importance à l'état physique des aliments)*.

Une omelette baveuse se digèrera facilement, alors que très cuite et ferme, elle amènera des malaises ; de même, les œufs trop cuits.

Les potages seront plutôt épais, de même que les purées de légumes.

On évitera d'assaisonner avec du jus de citron le poisson frit, dans le but d'en relever le goût.

Les purées de légumes, si elles ne sont pas soigneusement tamisées, sont mal supportées, alors que presque tous les malades les acceptent facilement, si elles sont bien faites. De même et surtout, si elles sont assaisonnées avec une grande quantité de beurre ou d'un autre corps gras, elles occasionnent des malaises de digestion ; prises en égale quantité et additionnées de jus de viande, de bouillon gras dégraissé à froid ou d'une faible quantité de beurre très frais, elles passent inaperçues.

Pourtant, l'intestin de certains malades, à fermentations acides faciles ou à insuffisance pancréatique, ne supporte pas les légumes secs en purée, sauf les pommes de terre ; on pourra tenter de remédier à cet inconvénient par l'administration de ferments pancréatiques ou d'entérokinase ou d'antiseptiques intestinaux, à la tête desquels je place le phosphate de trinaphtyle : un à deux comprimés de 0 gr. 05, une heure avant chaque repas.

Le pain de soja mérite une attention spéciale ; il renferme 36 0/0 de principes azotés, est laxatif et se digère bien

Les boissons

Les repas secs quittent l'estomac beaucoup plus vite que les repas à la fois liquides et solides ; de même, les liquides, pris isolément, s'évacuent dans un temps sensiblement plus court que s'ils sont pris avec du solide. Il résulte de cette constatation, dont nous sommes redevables à la radioscopie, que les dyspeptiques devraient faire des repas secs et boire une ou deux heures avant de se mettre à table.

Mais, outre qu'il est difficile de supprimer complètement le liquide aux repas, chez la plupart des malades, il est à craindre que le fait de prendre un à deux verres de liquide peu de temps avant de manger ne diminue l'appétit chez certains et n'augmente encore la lenteur de l'évacuation gastrique, habituelle chez d'autres — ou bien que le patient, se rendant compte de ces inconvénients possibles, ne diminue la quantité prescrite et restreigne d'une façon dangereuse le lavage de ses tissus, de son foie ou de ses reins.

Il est au contraire facile d'obtenir des malades qu'ils se contentent d'un à deux verres par repas, ce qui, joint au petit déjeuner généralement liquide du matin et à une tasse à café d'infusion chaude après le repas de midi et du soir, donne un total oscillant entre 800 et 1.300 c. c. Cette quantité est suffisante ; on peut, du reste, y ajouter encore avec avantage, vers 4 ou 5 heures du soir, une nouvelle tasse d'infusion chaude qui favorisera, par sa température, l'évacuation gastrique, et au besoin un verre d'eau au coucher ou quelque temps après le repas du soir — l'estomac malade paraît, si je m'en rapporte à ce que j'ai observé, supporter facilement cette quantité.

Comme boisson, on conseillera l'eau pure ou une eau minérale à faible minéralisation (Evian, Thonon, Alet), une infusion de thé léger ou d'autre plante — l'extrait de malt coupé d'eau ; ce dernier a chance de favoriser la digestion des féculents, à cause de la maltine qu'il contient. Aux malades peu atteints, on permettra le vin coupé de beaucoup d'eau ; on évitera les vins acides et on préférera le rouge au blanc (1).

Certains malades croient bien faire en buvant du lait pendant leur repas ou en en prenant un bol, au coucher, c'est-à-dire un temps insuffisant après avoir mangé ; le lait est un aliment et non une boisson, qui ne peut être pris en même temps que d'autres mets, sans occasionner à l'estomac un surcroît de travail ; au coucher, alors que cet organe contient encore en totalité ou en grande partie le repas du soir, le lait vient encore davantage en surcharge.

La température des boissons n'est pas indifférente : à la température normale, elles n'ont guère d'action sur l'estomac ; chaudes, elles augmentent l'activité motrice, ce qui n'est pas à dédaigner pour beaucoup de malades ; trop chaudes, elles peuvent être nocives pour des raisons d'ordre physique beaucoup plus que chimique (inhibition de la digestion des féculents).

---

(1) L'opinion inverse est soutenue par ceux qui s'appuient sur la théorie.

L'habitude de boire glacé a de grands inconvénients ; la différence subite de température qu'on fait supporter à l'estomac saisit la muqueuse et y détermine une excitation qui conduit les personnes saines à l'hyperchlorhydrie et augmente le degré de l'affection chez ceux qui en sont atteints. Du reste, les boissons glacées ne désaltèrent que momentanément et l'usage abusif qu'en font les personnes bien portantes, basé sur un prétendu besoin pendant l'été, n'a que peu de raison d'être. Il est très suffisant, au point de vue goût, de boire moyennement frais, sans boire glacé, même pendant les grandes chaleurs et il y a à cela de grands avantages, au point de vue de la santé digestive et générale.

Manière de prendre ses repas et quantité respective de nourriture à ingérer à chaque repas. -- Les repas devront toujours avoir lieu aux mêmes heures ; il est absolument mauvais que le déjeuner, par exemple, ait lieu un jour à 11 heures et le lendemain à midi.

La même quantité approximative d'aliments sera ingérée au même repas et celui du soir sera plus léger que celui de midi. Ceci est vrai, en général ; le sommeil est meilleur et plus réparateur quand l'estomac est moins chargé. Mais, chez les malades, assez nombreux, qui ont de la ptose abdominale et gastrique, c'est-à-dire chez lesquels l'évacuation gastrique se fait mal uniquement pour des raisons d'ordre statique, il y a avantage à conseiller un repas léger à midi et une nourriture plus copieuse le soir, le corps se trouvant ensuite dans la position horizontale, favorable à l'évacuation gastrique.

Les repas devront être pris lentement et les aliments soigneusement insalivés et mastiqués ; plus le bol alimentaire sera réduit en bouillie, imbibé de diastase et exempt de matières solides, moins l'estomac et l'intestin auront à travailler et, s'il est à un certain point de vue exagéré de dire qu'on digère autant avec ses jambes qu'avec son estomac, il ne l'est pas d'appliquer cette façon de parler à la dentition ; l'on ne saurait trop engager les dyspeptiques à prendre un soin extrême de leurs dents et à ne pas hésiter à suppléer par un artifice à leur absence ; c'est pour eux une obligation.

On évitera de lire en mangeant ; pendant que le cerveau est occupé, l'estomac ne peut avoir sa pleine liberté d'action. Une catégorie nombreuse de dyspeptiques le sont devenus parce que, vivant seuls, ils n'ont jamais quitté leur journal à table.

Types de régimes

C'est le degré de la maladie et non son élément chimique qui doit servir de base à l'indication du régime alimentaire. Le grand hyperchlorhydrique à crises violentes et l'hypochlorhydrique atone à réactions douloureuses sont logés à la même enseigne ; ni l'un ni l'autre ne toléreront la viande, le pain, le vin même coupé d'eau. L'hyperchlorhydrique modéré et l'hypochlorhydrique moyen y auront droit à dose également surveillée. L'ulcéreux et le cancéreux, dont le type chimique est souvent opposé, demandent un régime identique, basé avant tout sur l'état physique des aliments. Les dyspepsies avec fermentations rentrent dans l'un ou l'autre des groupes précédents ; il en sera question plus loin.

On peut schématiser les régimes de la façon suivante, qui n'a rien d'absolu :

GASTROPATHIES BÉNIGNES OU DE MOYENNE INTENSITÉ

Régime N° 1

Au petit déjeuner du matin, 300 c. c. de lait chaud ou de café au lait avec pain grillé ou un ou deux œufs à la coque ou bouillie aux farines d'orge, d'avoine, de froment, de maïs.

A midi, viande de boucherie bouillie, rôtie ou grillée : veau, mouton, agneau, bœuf (ce dernier sera pris rarement). Lapin, poulet.

Légumes secs en purée ou légumes verts très cuits ou en purée : pois, lentilles, haricots, pommes de terre, fèves, marrons, carottes ; assaisonner avec très peu de beurre, au moment de servir — salade cuite, artichauts cuits, épinards — pommes de terre à l'eau ou en robe de chambre.

Pâtes : nouilles, macaroni, assaisonnées au jus de viande, au bouillon dégraissé à froid ou au fromage de gruyère (1), riz non épicé.

Crèmes, sauf celles au chocolat, œufs à la neige, soufflés, gâteaux de riz ou de semoule, puddings, compotes de fruits, fruits cuits, biscuits secs, petits gâteaux secs (palmers, petit-beurre, etc.). Fromage peu fermenté.

Pain en très petite quantité et seulement la croûte.

Le soir, potage gras dégraissé à froid ou mieux potage aux légumes.

Œufs à la coque, brouillés, pochés ou en omelette peu cuite ou légumes.

Poissons maigres : sole, merlan, barbue, rouget

---

(1) A essayer, de même que les épinards qui sont irrégulièrement tolérés.

cuits au court bouillon ou frits, et alors avoir soin d'enlever la peau avant de les manger.

Ris de veau, cervelles au court bouillon ou avec très peu de beurre. Jambon maigre peu salé.

Comme boisson, deux verres de liquide par repas au maximum : eau ordinaire filtrée, coupée de vin ou d'extrait de malt.

Petite infusion chaude après les deux repas.

GASTROPATHIES ANCIENNES

OU ACCOMPAGNÉES DE FORTES DOULEURS

Régime N° 2

Au réveil, prendre une petite tasse à café d'infusion chaude.

Au petit déjeuner, café au lait avec jaune d'œuf battu ou deux œufs à la coque sans pain ou mieux bouillie aux farines d'orge, d'avoine, de froment, de maïs ou potage au lait avec semoule, vermicelle, tapioca, etc. (2).

A midi, un plat de légumes secs en purée : pois, lentilles, haricots, pommes de terre, cuits à l'eau avec peu de sel et assaisonnés avec très peu de beurre au moment de servir — salade cuite, artichauts cuits, épinards, courgettes en sauce blanche.

Deux œufs à la coque ou en omelette peu cuite.

Nouilles, macaroni cuits à l'eau et au sel et assaisonnés avec peu de beurre ou du jus de viande. Riz au lait.

Crèmes, sauf celles au chocolat, gâteaux de riz ou

---

(2) Plus l'estomac est malade, moins bien il supporte, jusqu'à un certain point, les liquides pris en grande quantité.

de semoule, soufflés, compotes de fruits, fruits cuits, biscuits secs, petits gâteaux secs (palmers, petit-beurre, etc.), fromage frais.

Remplacer le pain par des biscottes.

Le soir, potage au lait, aux farines ou aux légumes, ou avec bouillon de veau ou de poulet.

Œufs à la coque.

Poissons maigres : sole, merlan, barbue, rouget, cuits au court bouillon (sans sauce ou avec une sauce mousseline).

Cervelle, ris de veau, jambon maigre.

Comme boisson, un verre de liquide par repas : eau ordinaire ou mieux infusion chaude.

Petite infusion chaude après chacun des deux repas (feuilles d'oranger, tilleul, verveine, sauge), si l'on boit froid en mangeant.

ÉTATS GRAVES

(ULCÈRE, CANCER), EN DEHORS DES GRANDES CRISES

Régime N° 3

A 7 heures du matin, 250 grammes de lait chaud, ou bouillie aux farines d'orge, d'avoine, de froment, de maïs, ou potage au lait avec semoule, vermicelle, etc.

A 11 heures, légumes secs en purée : pois, lentilles, haricots, pommes de terre, assaisonnés avec très peu de beurre au moment de servir.

Un ou deux œufs à la coque.

Crèmes, sauf celles au chocolat, œufs à la neige, soufflés, biscuits secs, petits gâteaux secs (palmers, petit-beurre, etc.).

Remplacer le pain par des breakfasts.

A 4 heures, 200 grammes de lait chaud coupé d'eau minérale indifférente.

Le soir, potage au lait ou bouillie aux farines comme le matin.

Œufs à la coque.

Comme boisson, un verre d'eau ou infusion chaude.

Régime lacté absolu

Il est indiqué seulement pendant les grandes crises gastriques ou chez des malades arrivés au dernier degré de leur affection ; rarement, il doit être un régime de longue durée.

Les besoins de l'organisme au lit, c'est-à-dire au repos, étant limités, on se contentera de donner un litre et demi à deux litres en 24 heures, par tasses de 300 grammes, chaque 3 heures. Le lait devra être *chaud et sucré*, pour aider à sa digestibilité et augmenter sa valeur alimentaire.

On pourra le couper avec une eau minérale indifférente, telle qu'Evian, Thonon, Alet, ou *légèrement* bicarbonatée ou gazeuse, telle que Vals St-Jean, Perle N° 1, etc.

CHAPITRE VI

Divers modes et différentes voies d'alimentation.

Il est des cas où l'estomac ne peut supporter une quantité suffisante de nourriture même liquide ou bien où, par suite d'une sténose pylorique, il ne peut évacuer son contenu dans l'intestin. Dans ces cas, il faut offrir à l'estomac une alimentation suffisante sous un volume réduit ou se servir de la voie rectale ou hypodermique pour amener dans la circulation des matériaux nutritifs.

Les *peptones*, théoriquement indiquées, puisqu'elles représentent des albuminoïdes très modifiées et n'exigeant que peu de travail de la part du tube digestif, ne donnent pas de résultats satisfaisants en pratique. Elles sont difficilement supportées par l'estomac (Hayem) ; elles ralentiraient la digestion stomacale, selon Dujardin-Beaumetz et, d'après Frenkel, elles provoquent une exosmose aqueuse, au niveau des capillaires, c'est-à-dire une forte congestion. Les différentes préparations commerciales, qui en dérivent plus ou moins, sont donc peu recommandables.

Les peptones sont, du reste, loin de représenter la dernière transformation des albuminoïdes et elles sont toxiques, ce qui n'est pas un mince défaut.

Elles semblent devoir être réservées uniquement pour l'alimentation rectale, et encore avec précaution, car leur injection répétée détermine rapidement de la rectite ; on voit par là toute leur action irritante.

Les *syntonines* auraient beaucoup plus de valeur ; elles sont dépourvues de toute toxicité, se conservent facilement et constituent un bon organoleptique (Byla et Delaunay). J'ignore ce qu'elles donnent en pratique.

Les *dérivés de la caséine (eucasine, tropon, sanatogène, plasmon, nutrase, etc.)*, qui renferment de 77 à 90 0/0 d'albumine et qui ont l'avantage de n'introduire dans l'économie que peu de résidus indigestes, ont au contraire un réel intérêt diététique (Gautier).

La *poudre de viande* correspond à quatre ou cinq fois son poids de viande fraîche ; théoriquement, elle devrait donner d'excellents résultats. Mais, outre qu'elle a le défaut de s'altérer facilement, elle ne représente ni un aliment, ni un suraliment ; elle agit comme peptogène et doit être donnée avant le repas ; non seulement son usage n'entrave pas les progrès de la cachexie chez les animaux en observation, mais il les accélère plutôt. La poudre de viande ne peut être regardée que comme un adjuvant de l'alimentation ; employée seule, elle est inutile et quelquefois dangereuse (Tassablière) (1).

En fait, elle est mal supportée par l'estomac malade et elle augmente l'hyperchlorhydrie (Soupault).

Le *jus de viande*, extrait à l'aide d'une presse d'un morceau (de bœuf, mouton ou mieux cheval) légèrement grillé, après exposition de quelques minutes au feu et modérément salé, est le plus souvent toléré

----

(1) *Les poudres de viande ; leur valeur alimentaire et thérapeutique.* Archives de médecine expérimentale (mai 1909) ; analyse in Archives des maladies de l'appareil digestif (novembre 1909).

par l'estomac et mérite d'être recommandé. Mais, il a le défaut d'amener quelquefois de l'irritation et des fermentations de l'intestin. On commencera par une dose faible (50 gr.), qu'on pourra augmenter progressivement jusqu'à 200 grammes, selon la tolérance du malade. Cette dernière quantité est fournie approximativement par 600 à 800 grammes de viande, mais n'est pas intégralement équivalente à ce poids.

Les diverses préparations pharmaceutiques à base de *suc de viande* donnent le plus souvent de bons résultats ; la remarque précédente leur est applicable et elles devront toujours être prises coupées d'eau pour éviter ou diminuer l'action irritante de la glycérine, qui leur sert habituellement de véhicule conservateur.

On ne peut accorder qu'une médiocre valeur alimentaire au *bouillon ordinaire* et guère plus au *beef tea* ou au *bouillon américain*. Ce sont des stimulants généraux et gastriques, non de vrais aliments.

Les *extraits de viande* ne renferment pour la plupart que des matières extractives et une proportion beaucoup trop grande de sels potassiques ; ils sont peu nutritifs et dangereux (Lyon).

Lorsque les malades, qui ne supportent que les liquides, sont fatigués du lait, on peut *momentanément* avoir recours au *bouillon de légumes* de Comby ou de Méry ; c'est un excellent reminéralisateur, mais un pauvre aliment.

La *décoction de céréales*, excellent reminéralisateur elle aussi, nourrit davantage. On fait bouillir, dans quatre litres d'eau, jusqu'à réduction à un litre, une cuillerée à soupe de son et de farine de froment, avoine, maïs, orge et seigle — puis on passe. Cette préparation demande à être consommée le jour même.

On peut également essayer la *tisane de céréales diastasée*. On délaie dans un peu d'eau froide, puis on jette dans un litre d'eau bouillante 5 grammes de farine de gruau de blé, de riz, d'orge, de maïs et d'avoine douce. Après dix minutes de cuisson et après refroidissement partiel, on ajoute 0 gr. 25 de maltine. Cette tisane peut se donner pure, sucrée ou modérément salée.

Coutaret mentionne l'*eau de blé*, qui n'est qu'une variante et qui était recommandée en 1779 par le Dr Percy. Ceci est intéressant au point de vue historique et montre que le bouillon de légumes est loin de constituer une nouveauté (1).

En somme, dans les affections graves de l'estomac, l'alimentation *per os* méritant véritablement ce nom, est bien difficile ; ou bien l'organe a encore quelque vigueur et les produits naturels, pris par petites quantités souvent répétées : lait, eau albumineuse, eau sucrée, jaune d'œuf cru ou œuf entier battu dans du lait suffisent, ou bien on a affaire à un organe épuisé et les dérivés des produits alimentaires administrés par la voie buccale sont d'un minime secours.

Aussi, est-il légitime d'avoir recours, en même

---

(1) « Prenez 30 grammes de beau froment, mondé de tous grains étrangers et faites le bouillir dans 750 grammes d'eau, jusqu'à la réduction à 500 grammes, avec quelques tranches de carottes et de poireaux. Sur la fin de la cuisson, ajouter 8 gr. de sucre candi (du sel et du sucre de lait sont préférables) ; laissez reposer et refroidir à moitié. Passez et versez la colature, d'un peu haut, sur un tamis fin, dans lequel ou aura mis la moitié ou le tiers d'un jaune d'œuf. » (Coutaret. *Dyspepsie et catarrhe gastrique*, 1889, p. 849).

temps qu'à eux, aux lavements alimentaires et, quoique ce soit une méthode moins pratique, aux injections hypodermiques.

En utilisant ces divers moyens d'une façon simultanée, on pourra, dans les cas aigus, comme les hémorrhagies de l'ulcère simple, où l'alimentation buccale est interdite, sustenter suffisamment le malade et, dans les cas chroniques, qui sont plus fréquents, lui donner une survie de durée variable.

On est bien peu fixé sur la valeur des lavements dits alimentaires. Si, en effet, Voit et Bauer admettent l'absorption et l'utilisation de la peptone (1) et de l'albumine de l'œuf par la muqueuse rectale — et Czerny et Munk celle des graisses (2), ces mêmes auteurs déclarent qu'on ne peut ainsi fournir à l'organisme que le quart de la ration nécessaire à l'entretien de la vie.

Les hydrates de carbone seraient les substances de choix pour l'alimentation rectale : une cuiller à soupe de sucre (15 à 20 gr.), ajoutée à un lavement, est bien résorbée. L'amidon serait saccharifié dans le gros intestin et n'aurait aucune action irritante sur la muqueuse (3).

D'autre part, selon J. C. Roux, l'amaigrissement, chez les malades nourris uniquement par la voie rectale, est à peu près aussi prononcé et aussi rapide que chez ceux qui n'ingèrent que de l'eau par la voie

---

(1) Les solutions ne doivent pas dépasser le titre de 10 à 20 0/0 ; au-dessus de cette concentration, elles sont irritantes pour la muqueuse.
(2) A la condition d'y ajouter des ferments pancréatiques.
(3) Elsner. *Lehrbuch der Magenkrankheiten* (1909), p. 301.

buccale. Etant donné que l'eau seule suffit à entretenir l'existence pendant un temps relativement long et qu'elle est très bien absorbée par le rectum, on peut se demander si les substances que l'eau des lavements alimentaires tient en solution ou en suspension ont une réelle utilité.

Mais, même en n'admettant cette utilité que comme probable, elle suffirait à légitimer l'emploi des lavements alimentaires, dans les cas où la voie gastrique n'est pas utilisable.

Pour Soupault, le meilleur serait le plus simple, parce que ceux qui contiennent trop de substances nutritives sont mal tolérés par l'intestin. Cet auteur recommande de battre un ou deux œufs *complets* dans un peu d'eau froide, jusqu'à ce que l'albumine ne file plus, puis d'y ajouter un quart de litre d'eau tiède et une demi-cuiller à café de sel.

Ces lavements, donnés au nombre de trois en 24 heures, seront précédés (une seule fois le matin) d'un lavement évacuateur.

On peut encore choisir entre les formules suivantes :

Œufs complets...............	N° 2
Lait.......................	250 gr.
Laudanum de Sydenham.....	V gouttes
Chlorure de sodium.........	1 gr. 75 (1)

---

(1) « Si on donne des lavements pour obtenir une absorption de substances alimentaires ou médicamenteuses, le liquide qu'on emploie doit être isotonique avec le sérum sanguin ; il y aura ainsi une forte absorption de substance par le gros intestin, sans causer une élimination d'eau de l'organisme et sans causer une irritation et inflammation consécutive de la muqueuse intestinale. » (Diena, *Sur l'absorption par le gros intestin*. Archives des maladies de l'appareil digestif, 1911, p. 125).

Œufs complets...........	N° 2
Lait ou bouillon frais....	250 gr.
Peptone liquide.........	2 cuillerées à soupe
Bicarbonate de soude...	0 gr. 50 (1)
Glucose.................	20 gr.
Sel marin..............	1 gr. 75
Laudanum de Sydenham	V gouttes

Ewald conseille :

Farine de froment.................	20 gr.
Eau tiède ou lait.................	150 gr.
Œuf..............................	N° 1 ou 2
Sel..............................	Une pincée
Solution de glucose à 15 à 20 0/0....	50 à 100 c. c.

Et Boas :

Lait..................	250 gr.
Jaune d'œuf..........	N° 2
Sel..................	Une pincée
Vin rouge...........	15 gr.
Amidon.............	Une cuillerée à thé

Pour éviter les ennuis des lavements, Boas conseille des suppositoires nutritifs, qui renferment de l'albumine associée à 2,5 0/0 de chlorure de sodium et à des hydrates de carbone sous forme de dextrine, le tout incorporé à de l'huile de cacao fine. Ils sont composés comme suit :

Eau..........................	20,51	p. 100
Sels inorganiques et cendre.	2,49	—
Graisses....................	20,09	—
Hydrates de carbone........	33,55	—
Albuminoïdes..............	23,36	—

Chacun correspond à environ 46 calories, de telle sorte que si, quotidiennement, on emploie cinq de ces suppositoires, la quantité de calories données au malade est d'environ 230.

Suivant l'auteur, ces suppositoires sont très bien

---

(1) Pour neutraliser l'acidité de la peptone.

tolérés ; ils sont résorbés très rapidement ; après trois à quatre heures il n'en reste plus trace.

On a tenté des *injections de solution de glucose* ; elles sont douloureuses et peuvent amener des accidents locaux (Leube). Ces solutions devaient être trop concentrées ; depuis les travaux de Fleig, en effet, on sait qu'on peut injecter, sous la peau, des quantités de sérum sucré, aussi abondantes que celles de sérum chloruré, dans un but diurétique ; la solution isotonique de glucose est à 47 p. 1.000 (1). Il semble indiqué, le cas échéant, de l'employer dans un but alimentaire.

Leube a proposé des *injections hypodermiques d'huile* d'olive ou d'huile de sésame stérilisée, à raison de 40 grammes par jour, ce qui correspond à environ 300 calories. D'après les recherches effectuées sur le chien avec le beurre, il résulterait que toute la quantité injectée est utilisée par l'organisme.

MM. Burlureaux et Faucon sont revenus sur cette question, qui offre un grand intérêt pratique. « L'huile bien épurée, injectée sous la peau ou dans le tissu musculaire, est un aliment de premier ordre, qu'on pourrait utiliser dans les diverses circonstances où l'estomac refuse son concours. A ce titre, elle est bien supérieure aux lavements alimentaires, qui ne tardent pas à irriter l'intestin. Dans l'ulcère de l'estomac, en effet, je me suis servi avec grand profit des injections sous-cutanées d'huile, à la dose de 200 grammes par jour, combinées avec des lavements aqueux, pendant tout le temps qu'il fallait pour permettre à l'ulcère de

____

(1) Société de Thérapeutique (9 juin 1909).

se cicatriser et à l'estomac de reprendre son fonctionnement normal (1). » Cette quantité représente environ 1.600 calories, c'est-à-dire une ration alimentaire suffisante pour un organisme débilité et au repos absolu.

(1) Ibidem (22 mars 1911).

CHAPITRE VII

Hyposthénie ou hypochlorhydrie

Le traitement de l'hyposthénie ne saurait, pas plus que celui de l'hypersthénie, tenir dans une formule unique, ni dans un ensemble de prescriptions applicables à tous les cas au hasard. Selon l'ancienneté du mal, c'est-à-dire son degré, selon la présence ou l'absence de phénomènes douloureux, le traitement doit changer.

A. — Hyposthénie-type récente (sans douleurs)

Le traitement sera stimulant à tous les points de vue.

Dans l'alimentation, on permettra la viande, le pain en petite quantité, le vin coupé d'eau ordinaire ou à minéralisation moyenne ou faible (Vals St-Jean, Perle N° 1 ou 3, Pougues, Bussang, etc.) ; on pourra autoriser une tasse de café après le repas de midi.

Les exercices seront conseillés une heure après le repas et entre les repas.

Tous les médicaments augmentant la sécrétion et la motricité, c'est-à-dire favorisant l'évacuation de l'estomac, seront employés, *peu importe qu'ils aient une action chimique digestive ou non* ; le résultat sera le même pour les malades.

Contre l'inappétence :

Teinture de genfiane............	
— quassia............	ÂÂ 5 gr.
— colombo	
— badiane	

20 à 40 gouttes, dans un quart de verre d'eau, vingt minutes avant le repas.

Teinture de noix vomique..... }
—   gentiane.......... }   ÂÂ 5 gr.

Même dose.

Teinture de condurango... }
Glycérine neutre .... }   ÂÂ 60 c. c.

Une cuiller à café, dans un peu d'eau, un quart d'heure avant les repas (1).

On a fait diverses expériences montrant l'inefficacité des amers au point de vue sécrétoire ; elles n'enlèvent rien à leur valeur pratique ; qu'ils soient excito-moteurs ou simplement excitants, cela suffit et l'observation clinique montre leur utilité.

On peut également donner le *jaborandi :* XX gouttes de teinture, 1/4 d'heure avant les repas — son alcaloïde : la *pilocarpine,*

Nitrate de pilocarpine........   0,05 cg.
Eau distillée ....   150 gr.

Une cuiller à soupe, soit cinq milligr., avant les repas.

l'*ipéca :* X à XX gouttes de teinture — le *quinquina :* X gouttes de teinture, etc. — le *bicarbonate de soude :* 0 gr. 50 dans un peu d'eau, une demi-heure avant le repas ou sous forme d'un demi-verre d'eau de Vichy, peu importe le nom de la source, toutes ayant sensiblement la même composition chimique (2).

La minéralisation totale varie de 7,797 à 8,001 ; la quantité de bicarbonate de soude, de 4 gr. à 5 gr. 1.

---

(1) Il est de toute nécessité que ces médicaments soient pris assez longtemps avant le moment de se mettre à table, sans quoi ils risquent d'être sans effet.

(2) Je n'envisage que le traitement fait *en dehors de Vichy ;* sur place, les eaux, à cause de leur différence de température, de leur radioactivité ou d'autres inconnues, peuvent avoir une action spécifique, qui disparaît avec l'embouteillage et le temps.

Tout au plus, est-il permis de penser que les sources Célestins ou Mesdames, qui jaillissent froides, subissent moins de transformations que les sources chaudes, du fait de l'embouteillage.

On peut prescrire de la même façon les eaux de Vals (Perle N° 5 ou 7, Vivaraises, etc.), ou autres bicarbonatées fortes, comme Royat (source Eugénie), mais ces eaux seront rarement permises comme eaux de table ; ce sont de vrais médicaments, qu'il faut doser.

Le *persulfate de soude* est un médicament très actif, à ne pas employer plus d'une semaine ; il peut amener des douleurs chez les malades dont la muqueuse gastrique est trop sensible.

```
Persulfate de soude..............      1 gr.
Eau distillée.....................    150 gr.
```
Une cuiller à soupe, une demi-heure avant les repas.

Une autre indication à remplir, outre l'augmentation de l'appétit, est de combattre les phénomènes classiques de l'hyposthénie, qui se montrent après les repas. Tous les stimulants, à quelque classe qu'ils appartiennent, peuvent être employés : le *bicarbonate de soude*, à la même dose que précédemment ou à dose un peu plus forte (1) — *la noix vomique*, les *sels de potasse* à dose faible (Robin), la *poudre de colombo, de cascarille, d'ipéca*, etc.

```
Sulfate de potasse......... )
Azotate de potasse......... )   ãã 0,05 cg.
Poudre d'ipéca.............      0,01 cg.
Quassine amorphe.........    0,01 à 0,02 cg.
Poudre de noix vomique..        0,02 cg.
```
Pour un cachet, à prendre immédiatement après chaque

---

(1) L'action immédiate est excito-motrice par l'acide car-

repas, en même temps qu'une petite infusion chaude de camo-mille à 1 0/0, de cascarille, d'aneth à 4 0/0, d'angélique à 2 0/0, etc.

On peut employer, avec la même chance de succès, des médicaments, qui n'ont pas de vertu digestive en apparence ; c'est ainsi que le *chlorure de magnésium*, par son action élective sur les fibres musculaires lisses, augmente la contractilité gastrique et intesti-nale et agit à la fois sur l'hyposthénie et la constipa-tion :

Chlorure de magnésium.......... 1 gr.
Eau distillée.................... 150 gr.
Une cuillerée à soupe, avant ou après les repas.

J'emploie depuis douze ans la solution suivante, surtout dans les cas de ballonnement, flatulence, etc. :

Bromure de sodium desséché.)
Phosphate de soude sec...... } Aâ 2 gr. 50
Sulfate de soude sec ....)
Eau distillée .... 250 gr.
Une cuillerée à soupe, immédiatement après les repas.

Comment agit exactement cette solution ? Cela me semble bien difficile à dire. Peut-être a-t-elle, ainsi que les travaux de Roger sur certains sels l'ont mon-tré, une action secondaire zymosthénique ; ce qu'il y a de certain, c'est qu'elle agit contre l'hyposthénie ; elle réussit aussi bien comme stimulant de l'appétit, prise dix minutes avant les repas — et dans la pneu-matose gastrique ; je crois qu'à titre d'apéritif ou de digestif (terme tout à fait impropre), elle agit surtout d'une façon physico-chimique, par contact, de même qu'un lavement d'eau salée augmente l'appétit et les

bonique formé ; l'action chimique secondaire est une aug-mentation de la sécrétion et de l'acidité.

contractions de l'estomac par voie réflexe. Une simple solution de chlorure de sodium, prise par la bouche, agirait de la même manière.

A ces médicaments peut se borner la thérapeutique de l'hyposthénie qui, du reste, est ainsi amplement suffisante. Je ne me sers à peu près jamais ni d'acide chlorhydrique, dont on abuse heureusement moins qu'autrefois, ni de pepsine ou de ferments.

Je ne mets pas en doute l'efficacité de l'*acide chlorhydrique* dans certains cas ; mais, c'est là un médicament à deux tranchants, tantôt bon, plus souvent mauvais, parce qu'il amène des douleurs et j'estime que, quand on a à sa disposition des moyens sur la fidélité desquels ou peut compter presque toujours, les autres doivent être laissés de côté, parce que plus douteux ou susceptibles d'inconvénients (1).

B. — *Hyposthénie avec douleurs*

Contre l'inappétence, on aura recours aux formules de gouttes indiquées précédemment, en supprimant la noix vomique, et l'on évitera le persulfate de soude, qui serait mal supporté. On n'emploiera que des doses faibles d'une façon générale.

Teinture de condurango ...... ⎫
  —   Jusquiame .... ⎬   àà 5 gr.

Dix à quinze gouttes, un quart d'heure avant les repas.

Sulfate de soude .... ⎫
Phosphate de soude .... ⎬   àà 2 gr. 50
Bromure de sodium .... ⎭
Eau distillée ....   250 gr.

Une cuiller à soupe, dix minutes avant chacun des deux repas.

---

(1) Si l'on administre l'acide mélangé à un blanc d'œuf, l'estomac le supporte, mais alors la médication n'est plus adéquate à l'idée qui la guide.

Après les repas, on pourra employer cette même solution ou les cachets, selon la formule de Robin :

Sulfate de potasse............ }	ĀĀ 0,05 cg.
Azotate de potasse........... }	
Bicarbonate de soude........	0,30 cg.
Poudre d'ipéca	0,01 cg.

ou :

Poudre de Dower (1).....	0,20 cg.

Pour un cachet. Un après chaque repas.

Chez les sujets particulièrement nerveux, la *liqueur d'Hoffmann* (mélange d'alcool, qui excite la sécrétion quand il est dilué, et d'éther, qui agit de même (2) et est de plus antispasmodique) est utile : une demi-cuiller à café, soit environ 1 gramme, dans un peu d'eau — ou en potion :

Liqueur d'Hoffmann	10 gr.
Julep simple.............	q. s. p. 150 c. c.

Une à deux cuillers à soupe, après les repas.

Au point de vue du régime, supprimer momentanément la viande et le vin même dilué. Avoir recours à l'hydrothérapie générale tiède et locale chaude.

C. — *Hyposthénie ancienne*

Elle s'accompagne habituellement d'un état d'atonie abdominale et générale prononcée, qui demande avant tout comme traitement le massage, la gymnastique abdominale, l'hydrothérapie froide — ou d'une congestion de la muqueuse avec inflamma-

---

(1) Le sulfate et le nitrate de potasse conviennent, de même que l'ipéca, à l'hyposthénie, et la poudre d'opium agit contre les douleurs, en même temps qu'elle augmente la sécrétion.

(2) Roger. *Alimentation et digestion* (1910), p. 458.

tion chronique (1), qui doit rendre circonspect dans l'emploi des médicaments.

L'achylie gastrique

Dernier degré de l'hypochlorhydrie, l'achylie gastrique offre chimiquement le tableau du zéro absolu ; l'estomac est physiologiquement nul, au point de vue sécrétoire.

J'en ai observé un cas type au début de 1912.

Une heure après le repas d'Ewald, j'ai retiré de l'estomac une minime quantité de bouillie épaisse, sans liquide, ne rougissant pas le papier bleu de tournesol, ce qui éliminait la recherche des acides : libre, combiné ou de fermentation — et sur laquelle ni la solution iodo-iodurée, ni la liqueur de Febling n'amenaient aucun changement de coloration, indiquant une transformation partielle des féculents ou des albuminoïdes. La réaction de Meyer était négative.

L'unique symptôme qui incommodait le malade, homme de 45 ans environ et pesant 67 kilos, était une diarrhée, qui durait depuis trois mois. *L'appétit était très exagéré*, le teint terreux. L'estomac clapotait, à l'ombilic, trois heures après l'ingestion d'eau de riz ; les urines ne présentaient rien d'anormal ; le foie était un peu gros.

J'ai soumis ce malade au traitement classique : acide chlorhydrique avant les repas et pepsine après,

____

(1) Cliniquement, il n'y a aucune différence à faire entre la dyspepsie et la gastrite. Toute vieille dyspepsie aboutit à la gastrite ; mais, il est impossible de saisir le moment de la différenciation ; d'ailleurs, le traitement est le même.

en lui annonçant la prompte guérison de son état. J'ai abouti à un échec complet et n'ai pas été plus heureux avec les ferments duodéno-pancréatiques, ni avec les astringents habituels : tannigène, craie, phosphate de chaux, ratanhia, opium, etc.

Cette diarrhée, composée de trois selles quotidiennes avec lientérie fréquente, a fini par cesser complètement après l'emploi, pendant une semaine, d'une potion à l'ergotine et à la belladone, que j'avais prescrite à titre d'astringent et de tonique musculaire gastrique (1) — et de bulles d'hordénine.

J'ai revu le malade en décembre 1912 ; il continuait à avoir des selles normales et sa santé était parfaite ; son poids était remonté à 73 kilos. Il n'y avait donc pas à envisager chez lui l'hypothèse d'un cancer de l'estomac.

Je rappelle sommairement son histoire pour montrer l'infidélité possible du traitement classique.

———

(1) A côté desquels je rangerai la teinture de quinquina, à dose très faible (X gouttes au maximum), l'extrait fluide d'hydrastis, la teinture d'arnica, de sauge, etc.

CHAPITRE VIII

Hypersthénie. — Hyperchlorhydrie

I

Hyperchlorhydrie avec hypersthénie

Supposons un sujet présentant le tableau d'une hyperchlorhydrie moyenne, récente, c'est-à-dire ayant un gros appétit, prêt à manger à 10 heures du matin et 4 heures du soir, se sentant bien immédiatement après ses repas et éprouvant, dans l'après-midi et la matinée, une sensation de chaleur à l'estomac, avec pyrosis ou douleur durant un temps variable.

Le traitement doit viser à diminuer la sécrétion, éviter les causes d'irritation ou d'excitation pour l'estomac et les centres nerveux, modérer la sensibilité de l'estomac et calmer le système nerveux.

Au point de vue de l'alimentation, on pourra permettre chez ce malade le régime N° 1, comme à l'hypochlorhydrique peu atteint, en diminuant pourtant les quantités de pain et de viande, qui devront être aussi réduites que possible ; le vin *largement* coupé d'eau pourra être également toléré.

On insistera davantage sur le repos après les repas, sur la régularité de ceux-ci et on aura recours à l'hydrothérapie tiède, jamais froide. Les eaux gazeuses ou bicarbonatées sodiques fortes ne seront pas autorisées comme eau de table ; on s'en tiendra à l'eau naturelle ou à un type comme Evian, Alet, Thonon. Le café sera interdit, de même que le tabac, si le malade veut bien y consentir, ce qui sera difficile ; on insistera en tout cas sur les inconvénients qu'il y a à fumer à jeun.

Les farines maltées, c'est-à-dire provenant de graines ayant subi un commencement de germination, arrêtée par un chauffage modéré, s'assimilent plus facilement que les autres chez les hyperchlorhydriques, à cause de la diastase qui subsiste. L'extrait de malt, comme boisson, plus ou moins coupé d'eau, est également à conseiller. L'addition d'un jaune d'œuf à une purée de légumes secs peut en faciliter la digestion, puisqu'il renferme une amylase (Roger) ; ce sera en tout cas un moyen de rendre le plat plus savoureux et plus nourrissant.

On ne saurait trop, chez ce genre de malades, s'ingénier, à leur fournir sous un volume peu abondant, quand cela est possible, une ration alimentaire sur-normale ; ils ont de l'appétit, trop d'appétit même, ils mangent beaucoup et ils maigrissent. Outre une digestion intestinale viciée, l'état à peu près constant d'irritation de leur système nerveux est cause de leur mauvaise assimilation.

Les malades sont incités par deux mobiles : parce qu'ils se sentent maigrir et parce qu'ils ont faim — à faire un ou deux repas supplémentaires dans la journée ; on voit couramment des patients qui, déjeunant à 7 h. 1/2 d'un bol de café au lait avec pain grillé, mangent un petit pain avant 10 heures et qui, ayant largement satisfait leur estomac à midi, prennent à 4 heures du pain et du chocolat ou un bol de lait. Cette faim est absolument fausse ; j'ai vu souvent des malades défaillir à 5 heures du soir, tant leur manquait la collation habituelle, et dont l'estomac clapotait nettement à ce moment. Cette faim n'est que la conséquence de l'irritation de la muqueuse par un chyme trop acide.

Sans doute, les petits repas supplémentaires ont comme conséquence immédiate de calmer la faim et les malaises qui l'accompagnent ; mais, ils viennent en surcharge sur le repas précédent, augmentent encore la mauvaise évacuation de l'estomac et provoquent une nouvelle poussée sécrétoire, en même temps qu'ils accroissent l'excitabilité de l'organe. Tout au plus, permettra-t-on une tasse *à café* de lait chaud ou d'infusion avec un petit gâteau sec, vers 4 heures.

Pour nourrir davantage les hyperchlorhydriques, et en se basant sur ce que la graisse est l'aliment modérateur par excellence de la sécrétion chlorhydrique, certains auteurs, médecins et physiologistes (Boas, Cohnheim, Bachmann, Ewald, Pawlow, etc.), prescrivent des corps gras dans l'hyperchlorhydrie. Cette manière de faire laisse beaucoup à désirer, car l'expérience clinique la plus simple montre que les dyspeptiques, à quelque catégorie qu'ils appartiennent, supportent mal ou ne supportent pas les graisses.

Chacun sait que si le beurre frais, par exemple, leur est permis, ce n'est qu'en petite quantité ; chacun a vu, maintes et maintes fois, des dyspeptiques constipés ne pouvoir supporter la cuiller à soupe d'huile d'olive, qu'ils prenaient à jeun, dans le but de provoquer une selle, et chacun sait que les amandes, corps gras par excellence, constituent un dessert fort indigeste, en raison de leur constitution chimique et aussi de leur état physique.

Il n'est pas surprenant que la pratique ne réponde pas aux vues du laboratoire, car, si les graisses les mieux choisies, telles que l'huile d'olive, exercent réellement une action immédiate inhibitrice sur la sécrétion chlorhydrique (1), elles diminuent la motricité gastrique. Or, comme la grande majorité des hyperchlorhydriques, soit sans lésion, soit avec lésion, ont une évacuation retardée, qu'il s'agisse de ptose, de dilatation simple ou de sténose, l'ingestion de graisses est suivie chez eux de gêne, pesanteur, lourdeur et souvent de renvois nauséabonds, dûs à des fermentations butyriques (2). D'autre part, la stase gastrique, créée par les graisses, ne peut que favoriser l'hypersécrétion, par irritation mécanique.

Je sais que certains auteurs ont prétendu que, sous l'action des graisses, le pylore restait constamment entr'ouvert et que, dans le décubitus latéral droit, l'estomac avait, de la sorte, toute possibilité d'évacuer son contenu. Mais, outre qu'il convient de ne pas oublier le rôle primordial du duodénum dans l'évacuation gastrique, indépendamment de la position

---

(1) Roger a montré (*Alimentation et digestion*, 1907, p. 24) que cette inhibition était d'ailleurs suivie d'une sécrétion acide, secondaire à la formation d'acide oléique ou plutôt de savon sodique dans le duodénum. (Expériences sur le chien avec l'huile d'olive).

(2) Dans un cas où l'existence d'une large fistule gastro-cutanée rendait l'observation directe possible et facile, Mathieu a vu l'huile d'olive aggraver singulièrement la douleur et l'hypersécrétion gastrique. Il croit donc que, si l'on veut employer les substances grasses, il faut, en tout cas, s'assurer qu'elles sont bien tolérées, qu'elles ne provoquent ni douleur ni rétention du contenu stomacal, se manifestant par la présence, le matin à jeun, d'une quantité plus considérable de liquide (*Journal des Praticiens*, 20 octobre 1909, N° bis).

du patient, un très grand nombre de malades, nettement hyperchlorhydriques, sont obligés de vivre de la vie de tout le monde et ne sauraient passer leurs après-midi, étendus sur le côté droit.

Les graisses agissent aussi en irritant la muqueuse gastrique et en déterminant des phénomènes anormaux d'osmose au niveau des capillaires ; il y a pénétration, dans l'estomac, du sérum sanguin, par filtration pathologique. Peut-être, est-ce ce liquide qui, diluant l'acidité gastrique, donne l'apparence d'une sécrétion moins acide. Toujours est-il, que Leven père a montré, il y a longtemps, cette action mauvaise des graisses sur la muqueuse gastrique.

Au point de vue médicamenteux, trois indications sont à remplir, pour modifier l'hyperchlorhydrie dans son essence :

1° Diminuer la puissance sécrétoire de la muqueuse.

2° Diminuer son irritabilité et sa congestion, surtout dans les formes anciennes.

3° La protéger mécaniquement ou chimiquement après les repas contre le contact d'un chyme trop acide, et diminuer l'acidité du contenu gastrique, pour permettre au duodénum de mieux jouer son rôle d'évacuateur chimique (1).

La première indication sera remplie par la *belladone* ; la seconde par l'*aconit*, la *jusquiame*, le *chanvre indien*, la *teinture de coque du Levant* ou de *vératrum*

---

(1) On sait, en effet, que le pylore reste fermé, tant que le bol de chyme acide, qui a pénétré dans le duodénum, n'a pas été rendu alcalin.

viride, etc. ; j'associe presque toujours ces médicaments.

> Teinture de belladone........ }
> —   jusquiame........ }   àà 5 c. c.
>
> *20 à 30 gouttes dans un peu d'eau, immédiatement avant chacun des repas.*

Cette dose est à peine moyenne ; c'est la quantité minima que j'emploie ; elle est toujours bien supportée, sauf en cas d'idiosyncrasie ou de variation dans la teneur en alcaloïdes de la belladone (1).

Si le sommeil est mauvais et s'il y a douleurs fréquentes et modérées :

> Teinture de belladone........ }
> —   jusquiame........ }   àà 5 gr.
> —   cannabis .... }
>
> *20 à 40 gouttes, de la même façon.*

> Teinture de belladone............   5 gr.
> —   coca................   10 gr.
> —   jusquiame...........   5 gr.
>
> *50 gouttes (ou une demi-cuiller à café).*

Si le patient est plus ou moins rhumatisant, l'aconit exercera son action à ce point de vue, en même temps que sur l'estomac, comme décongestionnant de la muqueuse :

> Teinture de belladone ....   7 gr.
> —   d'aconit (2)............   3 gr.
>
> *20 à 30 gouttes.*

Chez les malades qui ont peu de douleurs, on peut

---

(1) J'ai vu plusieurs malades qui, ayant suivi un traitement belladoné et en ayant ressenti les bienfaits, avaient éprouvé des symptômes nets et presque brutaux d'avertissement toxique : contraction de la gorge, visage vultueux, avec la même ordonnance exécutée dans une localité ou un pays différent.

(2) De racines d'aconit (Codex, 1908).

essayer la mixture suivante, dans laquelle la glycérine sert quelquefois de laxatif :

Teinture de belladone ...	5 gr.
— jusquiame...	10 gr.
Glycérine neutre.........	q. s. p. 90 c. c.

Une cuiller à café, dans un quart de verre d'eau, avant chacun des deux repas.

Mais ce n'est là qu'un moyen d'exception.

A la troisième indication, répondent les alcalino-terreux, dont l'action est anti-acide et protectrice topiquement (1). Ces médicaments doivent toujours être délayés dans du liquide (et non pris en cachets), de manière à se mélanger à la masse alimentaire et à entrer largement en contact avec la muqueuse :

Lactose	
Carbonate de magnésie	
Phosphate tricalcique........	ĀĀ 10 gr.
Craie préparée..............	

Une cuiller à café, dans un peu d'infusion chaude, après le repas de midi et du soir.

On emploiera également cette poudre entre les repas, en cas de pyrosis, aigreurs ou douleur modérée.

On augmentera ou on diminuera la quantité de magnésie, selon le degré de constipation du malade. On pourra y ajouter, avec avantage, du carbonate de bismuth.

S'il y a une sensibilité marquée du creux épigastrique à la pression ou au tapotement (2), on recommandera, pendant une semaine, un badigeonnage, à faire de préférence le matin, avec :

---

(1) A un degré moindre, après les repas qu'à jeun.
(2) Souvent, une pression forte ne détermine aucune douleur, alors qu'un tapotement léger, qui ébranle l'estomac, oblige le patient à se plaindre

    Teinture d'iode..................   15 gr.
    Menthol.........................   1 gr.

ou, selon la formule de Chassevant :

    Iode métallique..................   1 gr.
    Chloroforme....................   15 gr.

Lorsque les crises de douleurs entre les repas sont fortes et accompagnées de vomissements ou non, et qu'elles ne cèdent pas aux alcalino-terreux, on associera à ces derniers la *codéine*, en même temps qu'on aura recours aux applications locales chaudes :

    Magnésie lourde ou carbo- }
        nate de magnésie........ }   ââ 1 gr.
    Phosphate de chaux...... }
    Codéine..................   0,01 à 0,02 cg.

Pour un paquet, à prendre dans une petite tasse d'infusion chaude, trois à quatre fois par jour.

ou le *bicarbonate de soude*, à dose faible, ainsi que le *citrate de soude* :

    Magnésie lourde.......... }
    Craie préparée .... }
    Bicarbonate de soude ou ci- }   ââ 0,50 cg.
        trate de soude......... }
    Codéine..................   0,01 à 0,02 cg.

Pour un paquet.

ou :

    Carbonate de magnésie........ }
    Phosphate tricalcique.......... }
    Craie préparée............... }   ââ 15 gr.
    Bicarbonate de soude......... }

Une cuiller à café dans un peu de liquide chaud.

Le bicarbonate de soude, employé seul et à haute dose, est un médicament qui calme merveilleusement les crises de l'hyperchlorhydrie, mais qui a l'inconvénient d'augmenter secondairement la sécrétion, c'est-à-dire d'entretenir la maladie, cause des crises. On voit des malades, qui en prennent depuis des mois plusieurs cuillerées à café par jour, et dont l'état ne s'est en rien amélioré, ni au point de vue local, ni au point de vue général.

Bourget a montré qu'il n'était pas possible de neutraliser l'acidité d'un estomac en travail digestif; dans des cas où l'estomac contenait une telle quantité d'acide, qu'il fallait 20 grammes de bicarbonate de soude pour la neutraliser, le taux de l'acidité était remonté de moitié au bout d'une heure et, bien souvent, il était revenu à celui observé avant la neutralisation (1). Comme l'amélioration obtenue, lors d'une crise, dure bien davantage, il est besoin de faire intervenir un facteur autre que l'action anti-acide ; c'est CO² formé, qui agit comme anesthésique de la muqueuse et comme excitant de la motilité.

Le laboratoire aboutit aux mêmes conclusions, puisque MM. Linossier et Lemoine, après des expériences, ont montré que l'action du bicarbonate de soude, porté au contact de la muqueuse gastrique, était nettement excitante (2). La sensibilité d'un estomac à l'action du médicament est en raison inverse de la richesse de la sécrétion chlorhydrique, très accentuée chez les hypochlorhydriques, à peu près inappréciable chez les grands hyperchlorhydriques. C'est donc dire que ces derniers n'ont finalement aucun bénéfice à retirer du bicarbonate de soude et que ceux qui sont moins atteints voient leur acidité augmentée (3).

---

(1) *Les maladies de l'estomac et leur traitement* (1907), p. 130.

(2) *Académie de Médecine*, 14 avril 1908.

(3) Introduit dans l'intestin, le bicarbonate de soude exerce,

Les alcalino-terreux n'ont pas cet inconvénient. Au point de vue symptomatique (douleur, brûlure, aigreurs), ils agissent le plus souvent aussi bien que le bicarbonate ; au point de vue curatif, seul but à chercher, ils exercent une action calmante sur la muqueuse, et inhibitrice sur la sécrétion.

Du reste, le symptôme crise de douleurs ne doit être que passager. Un hyperchlorhydrique franc, soumis à une bonne thérapeutique générale, alimentaire et médicamenteuse, voit ses crises et ses fringales supprimées ou très diminuées par le traitement pathogénique seul, au bout de quelques jours souvent, toujours en moins de dix ou quinze.

II

Hyperchlorhydrie avec hyposthénie

Le tableau type de l'hyperchlorhydrie fait souvent défaut. Il n'est pas rare de voir des malades qui, immédiatement et pendant un certain temps après leurs repas, au lieu d'éprouver une impression de bien-être passagère, ressentent de la lourdeur, absolument comme dans l'hypochlorhydrie (1). Ce symptôme traduit la fatigue de la musculature gastrique, l'ectasie est proche.

On peut, avec avantage, avoir alors recours à la

---

au contraire, une action dépressive sur la sécrétion gastrique.

(1) Ces malades, outre un appétit exagéré, ont des aigreurs, des renvois acides ou des brûlures tardives. (Hypersthénie retardée de Robin).

solution sulfo-phospho-bromurée indiquée précédemment, à raison d'une cuiller à soupe après chacun des deux repas. Il y a là intérêt à stimuler l'estomac, pour faciliter son évacuation ; *on gagne, en empêchant la stase, plus qu'on ne risque de perdre par une excitation, bien modérée du reste*, et qui est prévenue par la belladone prise avant le repas.

On peut encore s'adresser à la médication suivante, voisine de celle de l'hypochlorhydrie, à la condition qu'il n'y ait pas ou peu de douleurs :

Sulfate de potasse .... }	ãã 0,05 cg.
Azotate de potasse .... }	
Quassine amorphe	5 milligr.
Codéine	0,01 cg.
Lactose	0,50 cg.

Pour un cachet, à prendre après chacun des deux repas.

ou prescrire un demi-verre d'eau de Vichy après le repas ; mais la teinture de belladone avant le repas et la solution après sont préférables.

Un degré de plus et l'on arrive à l'évacuation tardive de l'estomac. Après la phase initiale d'hypersthénie, dans laquelle la musculeuse gastrique fonctionne avec une grande activité — et après la période de fatigue, se montre l'atonie ou plutôt la pseudo-atonie ; le clapotage est des plus nets, même plusieurs heures après le repas ; la gêne et la pesanteur post-prandiales durent davantage, *l'appétit est diminué*, parce que le repas précédent n'est pas complètement évacué. Pour ne pas se laisser entraîner au diagnostic d'hypochlorhydrie, il suffit de passer en revue l'anamnèse du patient et de tenir compte des malaises tardifs qu'il éprouve ; la plupart des malades qui ont eu des douleurs ou du pyrosis, qui ont

un appétit diminué et de la lourdeur après le repas,
mais qui présentent, vers 10 heures du matin ou 5
heures du soir, une asthénie générale avec dépression
mentale, figure tirée, teint jaune ou des renvois acides,
sont de vieux hyperchlorhydriques ; leur système
nerveux gastrique a épuisé en partie son irritabilité,
je veux dire que la muqueuse est devenue moins
sensible au contact de l'hyperacidité ; en même temps,
la musculeuse s'est relâchée.

Il y a aussi autre chose sur quoi j'ai attiré plusieurs
fois l'attention. La congestion chronique de la muqueuse, à laquelle aboutit toute dyspepsie ancienne,
s'accompagne d'un catarrhe aquo-muqueux (sérum
transsudé des capillaires et mucus abondant), qui
dilue *à un degré inconnu* la sécrétion acide glandulaire et diminue sa richesse. Dans ces cas, l'analyse
après repas d'épreuve n'est pas d'un grand secours
pour le diagnostic ; par contre, l'analyse à jeun est
utile, quand il y a clapotage à ce moment, ce qui
n'est pas rare ; on retire de l'estomac une quantité de
liquide faible le plus souvent ; ce liquide est acide
(sans acide chlorhydrique libre), riche en mucus (1)
et en chlorures.

Qu'on ne se laisse pas tromper par l'inappétence
et l'atonie ou plutôt la pseudo-atonie de ces malades ;

---

(1) MM. Surmont et Dubus (*Archives des maladies de l'appareil digestif*, 1908, p. 701), disent que les repas d'épreuve
des hyperchlorhydriques sont habituellement remarquables
par l'absence de mucus et de viscosité. Qu'il me soit permis de dire que j'ai souvent constaté le contraire. Mais, en
acceptant même cette opinion comme vraie après un repas
d'épreuve, elle ne saurait s'appliquer au liquide extrait *à
jeun*, qui est remarquablement glaireux et filant, surtout
quand il y a hypersécrétion continue.

la noix vomique n'est pas tolérée, ou pendant bien peu de temps, à titre d'apéritif ; de même, les stimulants francs, qu'on emploie avec succès après le repas dans l'hypochlorhydrie, sont à éviter.

J'ai souvent observé ce phénomène paradoxal en apparence : que la teinture de belladone augmente l'appétit dans ces cas. Elle amène ce résultat, parce que, diminuant la sécrétion en quantité et en qualité, c'est-à-dire l'hyperchlorhydrie comme le catarrhe, le volume du contenu gastrique est moindre ; l'estomac, évacuant mieux son chyme, est vide ou moins rempli, au moment du repas suivant. Etant donné, d'autre part, que la belladone à dose forte détermine une contraction ou un spasme des muscles pharyngiens, elle a, je crois, une action contractile sur la musculeuse gastrique, quand on l'emploie à dose moyenne.

On aura donc recours au traitement belladoné chez ces malades, selon la formule indiquée : teinture de belladone et de jusquiame ââ, ou en remplaçant, avec prudence et tâtonnement, la jusquiame par le condurango :

Teinture de belladone .... 7 gr.
    —   condurango .... 3 gr.

ou le quinquina, à dose faible (1) :

Teinture de belladone .... 7 gr.
    —   quinquina............ 3 gr.
20 gouttes avant chacun des deux repas.

On emploiera, après les repas, la poudre indiquée

---

(1) La teinture de quinquina, prise seule et diluée, à la dose de dix gouttes, qui semble anodine, détermine quelquefois des douleurs.

précédemment, qu'on alternera avec les cachets suivants, dans lesquels la quinine et l'ergot de seigle agissent comme toniques locaux et comme stimulants de la musculeuse :

Sulfate de quinine (1)............	0,10 cg.
Poudre d'ergot.................	0,15 cg.
Codéine......................	0,01 cg.
Lactose	0,50 cg.

Pour un cachet.

La *teinture de sauge*, astringente et tonique, peut être également employée, unie à la belladone ; mais son action m'a semblé trop puissante dans beaucoup de cas.

Entre les repas, au moment des aigreurs ou des malaises, dûs au tiraillement exercé sur le plexus solaire par l'estomac, la médication alcalino-terreuse est indiquée. Un autre moyen excellent à leur opposer est une série d'inspirations et d'expirations profondes, faites dans la position horizontale, après ingestion de liquide chaud en quantité modérée, et suivie d'un repos complet, pendant un quart d'heure à une demi-heure. Sous l'action de la chaleur, des alcalino-terreux et de l'espèce de massage, que le diaphragme et la paroi abdominale exercent sur l'estomac, du fait des forts mouvements respiratoires, l'évacuation de l'estomac a lieu.

---

(1) La quinine, médicament nocif pour l'estomac, aux doses habituelles antithermiques, est généralement bien supportée à dose minime.

CHAPITRE IX

I

Syndrôme de Reichmann et ulcère

Où est la *limite clinique* entre l'hyperchlorhydrie, le syndrôme de Reichmann et l'ulcère ?

Il n'y en a pas. De l'une, on passe à l'autre sans transition. Il y a des hyperchlorhydriques simples, à vives réactions, qui souffrent plus que des ulcéreux. La symptomatologie de l'ulcère est, *le plus souvent*, fruste.

Après avoir fait un nombre suffisant d'analyses de liquide gastrique, je me crois autorisé à dire qu'il est *exceptionnel* de rencontrer la symptomatologie classique du syndrôme de Reichmann chez les sujets, qui ont dans l'estomac, à jeun, de l'acide chlorhydrique libre. Du reste, le tableau, qu'on fait habituellement de ce syndrôme, est celui de la sténose du pylore ; or, il y a loin entre l'hypersécrétion continue et l'ulcère d'une part — et la sténose d'autre part (1) ; il faut des années pour arriver de l'un à l'autre.

Un grand nombre de malades, qu'on pourrait qualifier d'hyperchlorhydriques simples, ont un ulcère d'estomac, celui-ci se présentant *rarement* avec sa

(1) L. Pron. *Quelques remarques sur la symptomatologie du syndrôme de Reichmann.* (Revue Suisse de Médecine, 24 février 1912).

triade classique : hématémèses, vomissements après de violentes crises de douleurs, douleur en broche — cette dernière n'ayant d'ailleurs pas de valeur spécifique et pouvant se rencontrer dans des états bénins.

Je pensais et j'ai écrit, il y a plusieurs années, que l'ulcère de l'estomac était une affection rare ; j'étais, à l'époque, encore trop imbu des notions schématiques classiques, dont beaucoup ne répondent pas à la vérité clinique. Aujourd'hui, après avoir observé davantage, je n'hésite pas à dire que l'hypersécrétion continue et l'ulcus sont des affections très fréquentes, l'analyse du contenu gastrique *à jeun* étant souvent le seul moyen d'arriver au diagnostic.

Il y a peu de différence, et seulement en degré, entre le traitement de l'ulcus et celui de l'hyperchlorhydrie.

En dehors des grandes crises, il est tout à fait inutile de mettre les malades au régime lacté ; les ulcéreux supportent d'une manière parfaite le régime des hyperchlorhydriques simples ; tout au plus, pourrat-on commencer par le régime N° 3, qu'on abandonnera, au bout de 8 à 15 jours, pour le régime N° 2.

Comme médicaments, on emploiera la *belladone*, le *nitrate d'argent* et le *bismuth :* — la belladone, à la dose d'environ 1 gr. de teinture par jour, soit 20 gouttes environ avant chacun des trois repas, seule ou associée comme dans l'hyperchlorhydrie, à la jusquiame ou l'aconit ; — le nitrate d'argent, en solution, qu'on alternera avec la belladone ; une semaine de l'une et autant de l'autre :

Nitrate d'argent............ 0,10 à 0,20 cg.
Eau distillée............... 250 gr.
Une cuiller à soupe, avant chacun des deux repas.

Le nitrate d'argent est, comme la belladone, un anti-sécréteur et, de plus, un cicatrisant pour la muqueuse ulcérée. Je l'emploie souvent et je le regarde comme un médicament réellement utile.

Le bismuth agit comme protecteur de la muqueuse, contre l'action corrosive de l'acide chlorhydrique et sur le spasme secondairement ; il diminue également les fermentations, qui sont loin d'être rares dans les états hyperchlorhydriques.

Les cas d'intoxication, aux doses habituelles de 10 à 30 grammes par jour, sont extrêmement rares, surtout si l'on emploie le carbonate ou mieux l'*azotate polybasique* (Lion et Tulasne).

> Carbonate de bismuth.......... 3 à 5 gr.
> *Pour un paquet. Un, avant chacun des 3 repas, dans un peu d'eau.*

On peut le mélanger aux alcalino-terreux, entre autres la magnésie, dont on augmente ou diminue la dose, selon le degré de constipation du patient :

> Carbonate de bismuth .... 20 gr.
> Craie préparée................ }
> Phosphate tricalcique........ } āā 10 gr.
> Magnésie lourde .... }
> *Même mode d'emploi.*

Cette poudre sera prise en même temps que la belladone, avant le repas, dans de l'eau, ou seule, après les repas, dans un peu d'infusion chaude.

Je recommande aux malades, dont l'estomac contient à jeun un liquide acide, de prendre au réveil, *un blanc d'œuf* délayé dans un tiers de verre d'eau sucrée ; c'est un fixant énergique de l'acide, qui constitue une bonne médication.

En cas de fringale entre les repas, on prendra la

poudre bismuthée et, contre les crises de douleurs ou les vomissements, on s'adressera aux paquets codéinés indiqués au chapitre précédent — et aux applications locales chaudes.

Telle est la médication fondamentale, qui me semble suffisante contre l'ulcus.

Bourget recommande les tablettes au *perchlorure de fer ;* je les ai employées avec des résultats variables. On fait dissoudre à une douce température 100 grammes de gélatine dans 100 grammes d'eau et 100 grammes de glycérine. Lorsque le mélange est bien liquéfié, on y ajoute rapidement 50 grammes de perchlorure de fer liquide. Il se fait aussitôt une sorte de précipité avec formation d'un dépôt, qui ne se mélange plus que difficilement au reste du liquide. Il faut remuer constamment et réchauffer la masse, pour la rendre homogène. Puis, on la coule dans de petits plateaux en fer blanc, divisés en petits carrés d'un centimètre environ de côté. Après refroidissement, on obtient ainsi des tablettes d'une consistance très suffisante, dont on prend deux à trois par jour entre les repas.

Des recherches chimiques ont montré qu'*in vitro* la gélatine au perchlorure de fer est digérée peu à peu, liquéfiée par l'action de la pepsine et de l'acide chlorhydrique. Mais, il faut un certain temps pour cela, en sorte qu'il est à supposer que les particules de gélatine restent un certain temps en contact avec les ulcérations et peuvent exercer ainsi leur action cicatrisante. D'autre part, il est permis de croire que le fer, introduit de cette façon dans l'organisme, sert également à réparer les pertes subies par l'organisme du fait des hémorrhagies.

Traitement pendant et après une crise grave (Hématémèse).

Le malade doit être au repos au lit, dans l'immobilité la plus complète, sans faire de mouvement et même sans parler.

On a coutume d'appliquer au creux de l'estomac une vessie de glace.

L'absorption de tout liquide par la bouche est rigoureusement interdite. On permet seulement des rinçages fréquents de la cavité buccale avec de l'eau ordinaire ou aromatisée et on autorise le malade à sucer quelques petits morceaux de glace, de temps en temps.

Pour fournir aux tissus l'eau dont ils ont besoin, on donne chaque jour deux lavements d'eau bouillie, d'un demi-litre chacun, en évitant d'y ajouter du sel, qui a une action excitante sur la sécrétion gastrique, même par cette voie. Mathieu et Roux conseillent de ne jamais laisser tomber l'urine au-dessous de 500 c. c. par jour.

Cette diète absolue dure plusieurs jours ; puis, on commence par donner 50 à 100 grammes de lait glacé, coupé d'eau au tiers ou à moitié et on augmente le lendemain, de manière à arriver à un demi-litre, puis les jours suivants à un litre et davantage. On se base sur les symptômes subjectifs, éprouvés par le malade, pour juger de la quantité de liquide à permettre, et surtout sur la réapparition ou la disparition complète de l'hématémèse ou du melœna.

Si, à cause de la répétition de l'hémorrhagie, la diète absolue doit durer trop longtemps ou qu'on ne puisse autoriser qu'une très faible quantité de lait, on supplée au défaut d'alimentation par l'administration de deux ou trois lavements nutritifs par jour, précédés d'un lavement évacuateur.

Telle est la méthode habituelle. Elle n'est pas à l'abri de certaines critiques.

En ce qui concerne l'application de glace, les expériences de Kasanski, rapportées par Roger (1) montrent que les applications de froid augmentent la sécrétion du suc gastrique. Auparavant, des cliniciens tels que Leube (2) conseillaient les cataplasmes chauds et n'avaient que 2 0/0 de décès.

L'estomac normal, au repos alimentaire complet, entre en activité périodique chaque deux heures, pendant 20 ou 30 minutes ; cette activité ne cesse qu'après un jeûne *prolongé* (3).

Un estomac ulcéré est en activité sécrétoire constante et ne se repose jamais ; « la sécrétion chlorhydro-peptique continue d'une manière permanente, aussi longtemps que l'ulcération est en puissance ». Il y a donc grand inconvénient à laisser en contact immédiat, avec une surface saignante et non protégée, un liquide digestif et hyperacide. Il y a inconvénient, d'autre part, à donner des lavements nutritifs, car la sécrétion augmente, chaque fois qu'on les introduit dans l'intestin (Bourget) (4).

Bourget conseille d'emblée, non pas le lait liquide, qui « exige, pour sa digestion, un temps plus long que lorsqu'il est ingéré sous forme pâteuse », mais

---

(1) Digestion et nutrition (1910), p. 459.
(2) Deutsch. Med. Woch. (3 juin 1909) ; analysé in Revue mensuelle de Médecine interne et de Thérapeutique (15 août 1909).
(3) D'après Boldirev, cité par Roger : *Alimentation et digestion* (1907), p. 291.
(4) *Les maladies de l'estomac* (1907), p. 259.

des bouillies au lait, très cuites, qui, sous un petit volume, seront nourrissantes et stimuleront au minimum la sécrétion chlorhydrique.

Lenhartz exprime la même opinion et suit la même ligne de conduite ; il impose le lit pendant les quatre semaines qui suivent l'hématémèse et, simultanément, il prescrit, le premier jour, 200 c. c. de lait et un œuf cru ; on ajoute tous les jours 100 c. c. de lait et un œuf, jusqu'à concurrence d'un litre et 8 œufs ; à partir du sixième jour, on donne de la viande crue rapée ou des bouillies de riz ; cette méthode a été employée entre autres auteurs par Mayerli, dans le service du Professeur Starck, de Carlsruhe (1) et Edmond Spriggs, de Londres (2). L'avis de ce dernier est nettement favorable.

Je n'oserais pas bourrer de bouillie ou de viande crue des malades ayant eu récemment une forte hématémèse ; mais, je me joins à Bourget et à Lenhartz pour trouver irrationnelle la méthode du jeûne absolu, qui laisse l'ulcère en contact pendant plusieurs jours avec un liquide hyperacide et digestif ; étant donnés les résultats obtenus par ces auteurs, je ne vois pas quel inconvénient il peut y avoir à permettre, en petite quantité à la fois, du lait *tiède*, coupé largement d'eau de chaux, destinée à éviter la production, dans l'estomac, d'un caillot nocif par sa consistance et par le travail physique qu'il demande — et l'eau albumineuse, qui est un merveilleux fixant

---

(1) *Archiv für Verdauungskrankheiten*, 15 juin 1909 ; analysé in *Revue mensuelle de Médecine et de Thérapeutique*, août 1909, p. 554.
(2) *British Medical Journal*, 3 avril 1909 ; analysé in Revue de juin 1909, p. 307.

pour l'acide et constitue un médicament de premier ordre, en même temps qu'un aliment, n'exigeant presque aucun travail gastrique.

J'ai suivi cette manière de faire, dans un certain nombre de cas, et n'ai eu qu'à m'en louer.

En tenant compte de la façon dont les ulcéreux supportent (en dehors des crises) le régime complet des hyperchlorhydriques simples — et du nombre des malades, chez lesquels l'ulcus est latent, malgré une alimentation quelconque, je crois qu'on est beaucoup trop timoré en général et que, dans le cas d'hématémèse, on est trop préoccupé d'éviter, d'une façon un peu illusoire, toute excitation mécanique de l'estomac et qu'on ne pense pas assez au liquide hyper-irritant et rongeant, qui opère en toute liberté sur l'ulcère.

Pour lutter contre l'hématémèse elle-même, on s'adressera de préférence à la voie hypodermique : un c. c. d'*ergotine Yvon*, à renouveler au besoin deux ou trois fois en 24 heures, ou d'*ergotinine*, dont l'action est plus sûre :

> Ergotinine .... 0,01 cg.
> Acide lactique.................. 0,02 cg.
> Eau de laurier-cerise.......... 10 c. c.
> *Un quart de c. c. à la fois, jusqu'à quatre par jour.* (Tanret).

On peut avoir recours à l'*hydrastinine* :

> Chl. d'hydrastinine............. 0,50 cg.
> Eau distillée stérilisée........... 10 gr.
> *Un à deux c. c. en 24 heures.*

— à l'*extrait de gui* (0,20 cg. par jour) ou au *chl. d'adrénaline* (un demi-milligr.).

Certains sérums sont également indiqués : le *sérum*

artificiel a, avant tout, un rôle de suppléance, vis-à-vis de la masse sanguine déficitaire et il est un stimulant du système nerveux ; mais, il peut avoir aussi une action excitante sur la sécrétion. Il semble qu'il faille lui préférer le *sérum glucosé* (47 pour mille) qui, aussi bien que lui, diminue la soif, permet la diurèse, et remplit les vaisseaux, sans avoir d'inconvénient, au point de vue de la sécrétion de l'estomac.

Le *sérum gélatiné* a un rôle hémostatique réel.

> Gélatine stérilisée .... 20 gr.
> Sérum physiologique........... 1 litre
>
> *Injecter 50 c. c. deux fois par jour.*

Le *sérum frais de cheval* à la dose de 10 c. c., une ou deux fois par jour, semble avoir donné des résultats contradictoires ; je n'en ai pas d'expérience personnelle.

Hayem reconnaît une grande efficacité aux injections *intra-veineuses* d'une petite quantité *d'eau distillée*, soit 20 à 30 c. c., à renouveler 2 à 3 fois par jour ; ces injections favoriseraient la formation d'un thrombus oblitérant, au niveau du vaisseau lésé (1).

A défaut de la médication hypodermique, prescrire une des potions suivantes :

> Ergotinine........................... 5 mill.
> Acide lactique..................... 0,01 cg.
> Eau................................ 50 gr.
> Sirop de fleurs d'oranger.......... q. s. p. 100 c. c.
>
> *Une cuiller à café contient un quart de milligramme d'ergotinine. Une à quatre par jour.* (Tanret).

> Ergotine .... 2 gr.
> Acide gallique................ 0 gr. 50
> Sirop de térébenthine......... 120 gr.
>
> *A prendre dans la journée.*

---

(1) *Journal de Médecine de Paris* (16 nov. 1912), p. 878.

Chl. d'adrénaline........   1 mil.
Chlorure de calcium.....   4 gr.
Sirop de ratanhia........)
Sirop de belladone......)   ââ 20 gr.
Sirop de codéine........   30 gr.
Eau de tilleul ....   q. s. p. 125 gr.

Par cuillerées à dessert, toutes les deux heures. (Lœper).

Si des phénomènes généraux graves se montrent,
tels que lipothymies, faiblesse cardiaque, etc., on pratiquera une injection de 250 à 500 gr. de sérum artificiel, en même temps que des injections hypodermiques de *sulfate de spartéine* (0,05 à 0,10 cg.) ou
d'*huile camphrée* (1 à 5 c. c.), ou l'on aura recours
d'emblée à la formule suivante, qui est en même
temps hémostatique et toni-cardiaque :

Ergotine Yvon..................   5 gr.
Chlorhydrate de morphine......   0,05 cg.
Antipyrine ....   1 gr. 50
Sulfate de spartéine...........   0,20 cg.
Sulfate d'atropine.............   2 mil.
Eau distillée stérilisée..........   q. s. p. 10 c. c.

*Injecter de demi-heure en demi-heure, un c. c., sans dépas-
ser cinq c. c. en 24 heures.* (Capitan).

Bourget recommande le *perchlorure de fer*, en
solution à 10 0/00 (1) soit par la bouche (à titre exceptionnel) à la dose de 200 ou 300 c. c., en faisant
ensuite coucher le malade sur le ventre, pendant cinq
ou dix minutes — soit en lavages, qui constituent la
méthode de choix.

Après avoir évacué l'estomac par tubage, Bourget

---

(1) Le perchlorure de fer liquide du Codex français contient 26 0/0 de perchlorure de fer supposé anhydre ; celui
de la pharmacopée suisse n'en contenant que 10 0/0, le titre
de la solution doit être abaissé en France à 4 0/00 pour cor-
respondre à la dilution de Bourget.

y introduit 100 c. c. de cette solution, qui est ensuite évacuée et remplacée par une même quantité qu'on extrait de nouveau. On lave ainsi l'estomac, avec des quantités successives de 100 c. c., jusqu'à ce que le liquide ressorte clair, ce qui arrive en général après 4 ou 5 lavages. Bourget fait ce lavage tous les jours, mais n'hésite pas à le répéter deux fois dans la même journée, s'il se produit de nouveaux symptômes d'hémorrhagies.

Bourget déclare avoir arrêté ainsi les hémorrhagies les plus formidables, et souvent d'une manière définitive, après un seul lavage (1).

II

Ulcus et traitement chirurgical

Certains auteurs, et en particulier M. Dieulafoy, ont préconisé, d'une façon systématique, l'intervention chirurgicale comme le meilleur moyen de lutter contre les gastrorrhagies (2). Les statistiques sont absolument défavorables à ce mode de traitement : Terrier et Hartmann ont eu 70 0/0 de décès, et Marion, dans sa thèse (1897), rapporte 7 observations avec 4 morts. Pour Savariaud, la mortalité dépasse 60 0/0 ; pour Tuffier, 37 0/0.

---

(1) *Les maladies de l'estomac* (1907), p. 251.
(2) Dieulafoy (Clinique de l'Hôtel Dieu, in *Journal des Praticiens*, 16 avril 1910) a pourtant rapporté le cas d'un jeune homme, qui était arrivé à n'avoir que 600.000 globules rouges, par hémorrhagie persistante. Par le traitement purement médical, il se remit et arriva à 3.280.000 globules rouges. Il convient donc de ne pas trop se hâter.

Ce n'est que lorsque des hémorrhagies importantes se répètent fréquemment ou que de petites hémorrhagies se montrent d'une façon répétée, malgré le traitement médical, ce qui est l'exception, que l'intervention chirurgicale est indiquée.

Pour Finsterer (1) le procédé de choix est l'*excision* ; mais, pour qu'il soit utilisable, il faut que l'ulcère siège sur la petite courbure ou au pylore, et qu'il n'existe pas d'adhérences.

La *cautérisation* de l'ulcère, comme l'ont pratiquée Mikuliez, Armstrong et Kuster, conviendrait surtout à l'hémorrhagie veineuse ou capillaire ; mais, elle comporte un danger : l'hémorrhagie secondaire, après la chute de l'escarre.

La *ligature* peut porter directement sur le vaisseau qui saigne. Pour plus de sûreté, on y joint la ligature des vaisseaux coronaires afférents. Ce procédé, qui est facile et rapide, en même temps que sûr, trouve son emploi dans le cas d'un malade en mauvais état général ou d'un ulcère, dont les callosités précisent bien le siège.

La *gastro-entérostomie* est diversement appréciée par les chirurgiens comme moyen indirect d'hémostase ; elle ne semble guère trouver son application qu'en présence d'une sténose du pylore, à la condition, en outre, que l'ulcère ne soit pas calleux, si l'on espère une rétraction des parois stomacales sur les artères. On a observé, après elle, des hémorrhagies foudroyantes : toutefois, ces hémorrhagies peuvent être évitées par l'*enfouissement* préalable de l'ulcère.

---

(1) *Beïtræge zür Klin. Chir.* (1909), p. 621-640. Analysé in *Archives des maladies de l'appareil digestif* (1910), p. 532.

La tendance actuelle semble être, pour certains médecins et chirurgiens, d'intervenir dans l'ulcère simple sans hémorrhagie, au lieu de faire appel au traitement médical.

Cette ligne de conduite est légitimée théoriquement par la suppression du risque de transformation en cancer ; d'après Payr, les meilleurs résultats immédiats seraient obtenus par la *résection* (1).

Elle est légitimée aussi par ce fait qu'on est souvent exposé à prendre pour une guérison le retour ou le passage de l'ulcère à l'état de latence, après un traitement médical.

Greenbough et Soslin, en Amérique, ont suivi, après leur sortie de l'hôpital, 114 malades, qui venaient d'être traités pour un ulcère et qui étaient en apparence guéris. Au bout de 5 ans, 46 soit 40 0/0 étaient restés bien portants et 41, soit 36 0/0, avaient eu une récidive : 23, soit 20 0/0, étaient morts d'une complication de l'ulcère. D'après la statistique de Hewes, sur 50 malades traités médicalement pour ulcère, sans sténose pylorique, 18 soit 36 0/0 avaient eu une récidive dans l'espace de 2 ans (2).

Alvarez a proposé dernièrement (3) un traitement original de l'ulcus gastrique. L'opération consiste à découvrir les sixième, septième, huitième nerfs intercostaux et à exercer sur eux une traction suffisante ; dans quelques cas, on a également allongé ou sec-

---

(1) *Archiv für Klin. Chir.* (1910), p. 203-249 ; analyse in *Archives des maladies de l'appareil digestif* (1910), p. 603.

(2) Rapport de Linossier au Congrès de Médecine de Paris (1907).

(3) *El Siglo Medico*, novembre 1912 ; analyse in *Archives des maladies de l'appareil digestif* (1913), p. 204.

tionné le cinquième nerf intercostal. D'après les huit observations rapportées, il y a eu une amélioration nette dans tous les cas et, au bout de quinze à vingt jours, les malades ont pu reprendre une alimentation normale.

La sécrétion gastrique paraît avoir été notablement influencée, l'abaissement du taux d'acide chlorhydrique a été jusqu'aux deux tiers.

CHAPITRE X

Rétention gastrique et sténose du pylore par ulcère. — Estomac bilocutaire.

Dans la sténose anatomique du pylore, le seul traitement est la *gastro-entérostomie* ; cette opération apporte la guérison radicale et presque immédiate, dans la plupart des cas. Mais, la condition de cette réussite est que la sténose soit serrée (1) ; si elle est incomplète et de nature surtout spasmodique, l'opération risque d'être tout à fait inutile ; plus ou moins rapidement, la néostomie s'obture et le pylore normal fonctionne à nouveau seul. Le malade est quelquefois guéri lorsque, sa sténose spasmodique étant conditionnée par un ulcère pylorique de petites dimensions, ce dernier, mis à l'abri du contact des aliments pendant un temps relativement long, et en quelque sorte exclu physiologiquement, a pu se cicatriser ; mais, je crois que, le plus souvent, la gastro-

---

(1) On n'attendra pas les signes classiques de grande dilatation, avec vomissements rares et copieux pour faire le diagnostic. G. Leven a récemment attiré l'attention sur les sténoses du pylore sans vomissements. J'ai observé l'an dernier un malade, qui n'avait jamais de vomissement spontané et chez lequel, deux fois, à l'occasion d'un tubage, le passage de la sonde, le matin, détermina le rejet, en grande quantité, d'aliments pris la veille à midi ; à l'opération, on trouva un pylore absolument ligneux et en forme de doigt recourbé.

entérostomie seule est un leurre : un pylore, non fermé complètement, fonctionne, malgré la présence d'une bouche artificielle.

Je citerai le cas d'un jeune homme, auquel on fit d'abord une simple gastrolyse, pour délivrer son estomac d'adhérences hépatiques, en se basant sur ce que son pylore était large, et souple au palper — puis une gastro-entérostomie, quelques mois après ; un an après cette seconde opération, qui l'avait amélioré subjectivement, mais qui ne l'empêchait pas d'être obligé de se tuber, de temps en temps à jeun, pour évacuer le liquide bilio-intestinal que son estomac contenait en grande quantité, il dut subir une troisième intervention, par laquelle il avait été question de commencer : l'*exclusion du pylore*.

J'ai observé de même, au début de 1913, un malade de 28 ans, psychasthénique, souffrant depuis 10 ans de l'estomac ; il venait me demander mon opinion sur l'éventualité d'une opération, qu'il réclamait, comme ultime traitement de son état. A priori, je lui répondis que son cas ne me semblait en rien justiciable d'une intervention chirurgicale. Un tubage à jeun, fait quelques jours après, donna les résultats suivants :

Quantité de liquide	50 c. c. (1)
Coloration	Jaune clair
Dépôt	Nul
Acidité totale	2 gr. 58
Acide chl. libre	1 gr. 66
Acide chl. combiné	0,61

(1) Une partie seulement du liquide a été extraite; il y avait clapotage net.

Acides de fermentation 0,31
Réaction d'Uffelmann   Faible
Réaction du biuret   Négative
Réaction de Meyer   Négative

Mon opinion changea alors, et j'approuvai l'intention du malade, en lui disant toutefois que l'opération, pour avoir une utilité certaine, devait comporter l'exclusion du pylore, outre la gastro-entérostomie. Un chirurgien, appelé en consultation, refusa d'intervenir devant un pylore anatomiquement libre, du moins en partie ; un second, mandé par le malade, pencha vers l'opération ; mais, pensant qu'une double intervention ferait courir beaucoup de risques au patient et qu'une bouche, largement établie, suffirait pour dériver le cours normal du chyme, il pratiqua une simple gastro-entérostomie (1). Le malade alla très bien, pendant les jours qui suivirent ; puis, au bout de deux semaines, il recommença à éprouver les mêmes symptômes qu'auparavant : manque d'appétit, nausées, brûlures, vomissements irréguliers, ceux-ci se produisant surtout à jeun et étant composés objectivement de bile seule ou mélangée d'aliments ingérés la veille. Un tubage à jeun, après constatation d'un clapotage net, ramena 120 c. c. d'un liquide jaune verdâtre, dont le dépôt était constitué par de la boue biliaire ; ce liquide avait une acidité totale de 1 gr. 22, dont 0,36 pour l'acide libre — 0,59 pour l'acide combiné et 0,27 pour les acides de fermentation ; la réaction d'Uffelmann était positive, la réaction de Meyer négative et la liqueur de

---

(1) L'examen de l'estomac montra l'existence d'un ulcère pylorique.

Fehling fournissait une réaction de biuret sale.

Pour voir comment se comportait exactement la néostomie, on pratiqua un examen radioscopique, qui montra un non fonctionnement complet : le bismuth passait seulement par le pylore et très lentement — et cela, exactement un mois après l'intervention.

A la même époque, j'ai fait opérer un homme de 52 ans, souffrant depuis plus de vingt ans de l'estomac et venant d'avoir deux très fortes hématémèses en trois semaines ; ce malade, qui avait eu des vomissements alimentaires autrefois, *n'en avait plus depuis deux ans*. A l'opération, on trouva un pylore induré, sans trace de cancer, et on fit une gastro-entérostomie au bouton de Jaboulay. Après divers incidents, qui sont relatés au chapitre : Dilatation aiguë, ce malade, tout en allant mieux, continua à souffrir d'une façon à peu près continue, quoique sans vraies crises et s'alimenta d'une façon insuffisante ; deux mois environ après l'opération, il eut une série d'hématémèses qui l'enlevèrent en trois jours, malgré tous les moyens employés.

Ce cas m'a fortement impressionné et mon opinion est maintenant bien arrêtée : la gastro-entérostomie, chez un ulcéreux incomplètement sténosé, est une opération insuffisante et donnant une fausse sécurité ; elle doit être complétée par l'exclusion du pylore, avec ou sans pylorectomie. Il est préférable de faire courir plus de risques au malade et de pratiquer une double intervention, qui peut être seule efficace. Au surplus, si la mortalité post-opératoire était de 50 0/0, il y a quelques années et si elle est de 10 à 15 0/0 selon Kuhner, Leriche et Bressot ont réuni 50 cas et

Jonnesco 29, sans mort (1) ; je crois que Pauchet est arrivé à une statistique aussi brillante.

Médicalement, on arrive rapidement à un bon résultat chez la plupart des malades, atteints d'ulcère net ou présentant le syndrome de Reichmann ; mais, ce résultat peut-il être considéré comme une vraie guérison, malgré l'augmentation de poids, la possibilité de fournir un travail suffisant et la suppression presque complète des douleurs ? La grande amélioration, que le traitement médical apporte, ne peut être regardée comme l'équivalent d'une guérison qu'à la condition d'une surveillance stricte du régime alimentaire *pendant des années*.

Je citerai le cas d'une femme de 41 ans, que j'ai vue en 1909 ; elle avait été déjà soignée à Paris en 1895 ; elle ne pouvait se livrer à aucun travail, quoiqu'ayant besoin de gagner sa vie ; elle pesait 46 kilos. Devant l'ancienneté de son mal et la constatation à jeun, dans son estomac, d'un liquide ayant une acidité totale de 1 gr. 46, dont 0 gr. 73 pour l'acide libre, je lui conseillai une intervention chirurgicale, qu'elle accepta, puis qu'elle refusa le lendemain. Elle s'améliora en quelques mois par un traitement purement médical ; en 1911, elle pesait 56 kilos et avait repris ses occupations de couturière, abandonnées depuis dix ans ; elle ne souffrait plus et son estomac, 3 heures après un repas moyen, ne clapotait que légèrement au niveau de l'ombilic.

Cette malade est virtuellement guérie. Mais, combien, et surtout des hommes, consentiront, pendant des années, à suivre un régime sévère ? On voit des

___

(1) *Archives des maladies de l'appareil digestif* (1912), p. 176.

malades qui, depuis plusieurs mois, n'éprouvent pour ainsi dire aucun malaise et qui, se croyant guéris, se laissent aller à un écart d'alimentation ou de boisson, qui les fait retomber comme auparavant.

Le cas suivant en est un exemple.

J'ai vu, en octobre 1911, pour la première fois, un homme de 50 ans environ, pesant 62 kilos, qui se plaignait de l'estomac depuis 4 ans ; il avait eu un vomissement noirâtre, après une période de 17 jours, pendant laquelle il avait éprouvé une douleur épigastrique, variable en intensité, irradiant dans le dos. Un tubage, fait à jeun, fournit les résultats suivants : liquide jaune d'or, acidité totale 2 gr. 20, dont 1 gr. 09 pour l'acide libre — 0,74 pour l'acide combiné, et 0,37 pour les acides de fermentation ; présence d'acide lactique ; réaction du biuret nette. Ce malade pesait 66 kil. 600, le 8 décembre, et se regardait comme guéri. Je le revis en janvier, en mars et au début d juillet 1912 ; il ne souffrait presque pas de l'estome se plaignant seulement de gêne, après le repas midi, de constipation et de légères aigreurs. Je perdis de vue, mais j'appris, à la fin de l'ann qu'ayant abandonné son régime alimentaire et aya fait de fréquents écarts de boisson, il avait eu un hématémèse au mois d'août.

On ne saurait trop répéter aux ulcéreux sans symptômes tapageurs de ne pas se croire guéris réellement, même quand l'amélioration obtenue dure depuis assez longtemps.

Le médecin n'est pas en droit de conseiller d'une façon ferme une intervention chirurgicale à un ulcéreux avec sténose incomplète du pylore ou à un Reichmann sans stase (si tant est qu'il y ait entre les deux une différence) ; mais, il peut dire la vérité au malade et lui laisser le choix entre : courir les risques d'une opération, qui a de grandes chances de le guérir complètement, ou s'en tenir au traitement médical, qui lui amènera seulement une grande amélioration ne pouvant durer qu'à la condition de se surveiller pendant un temps fort long.

Je ne voudrais pas faire une incursion illégitime dans le domaine de la chirurgie ; mais, au sujet de l'opération de la gastro-entérostomie, à laquelle je m'intéresse depuis plusieurs années, et après avoir suivi un certain nombre de malades, qui l'avaient subie, je me permettrai de résumer certains principes, que j'ai trouvés dans une publication récente (1) et qui me semblent mériter de retenir l'attention : La gastro-entérostomie n'assure pas simplement le drainage de l'estomac, à la façon d'une cavité inerte — S'il ne faut pas drainer au plafond, ainsi qu'on la dit justement, il ne convient pourtant pas de considérer le point déclive comme l'endroit optimum de la néostomie ; l'anastomose doit être placée en face de l'axe du péristaltisme gastrique, c'est-à-dire près du pylore (2), là où convergent toutes les forces de l'organe — L'incision doit avoir une longueur de 5 à 6 cm. — L'incision gastrique doit être plus longue que l'incision intestinale, car la paroi intestinale est plus mince et moins rétractile — Nécessité d'un bon affron-

---

(1) Patry. *Traitement chirurgical des affections non cancéreuses de l'estomac* (1911), p. 34 et sq ; chez Georg, à Genève.
(2) Certains chirurgiens font l'anastomose le plus loin possible du pylore, pour diminuer les chances d'un ulcère peptique du jéjunum.

tement des deux muqueuses, sinon il se forme des adhérences et des rétractions cicatricielles, qui peuvent entraîner une oblitération complète — Suturer à l'estomac les bords de la brèche faite au mésocolon, et ceci à une certaine distance de l'anastomose, pour former un canal infundibuliforme — Resserrer la brèche du méso, surtout quand on emploie le bouton, pour faciliter son élimination par l'intestin — Prendre une anse aussi courte que possible, c'est-à-dire venant directement du ligament de Treitz à l'anastomose, sans faire de courbure ; de cette façon, les deux anses afférente et efférente ne pourront prendre une direction parallèle ; la première sera supérieure et aura une direction oblique de haut en bas ; l'autre sera franchement verticale — Préférer le procédé de von Hacker et n'avoir recours au procédé de Roux, qu'en cas d'adhérences de la paroi postérieure de l'estomac.

La dilatation du pylore sans opération

Einhorn (1) a publié récemment un travail sur la dilatation du pylore sans opération. Il se sert d'un dilatateur, composé d'un ballonnet, recouvert de soie et terminant une sonde, à l'autre extrémité de laquelle est adaptée une seringue, destinée à insuffler de l'air dans le ballonnet. On laisse ce dernier en place chaque fois pendant environ une minute. Je passe sur les détails. Einhorn rapporte, entr'autres, une observation, dans laquelle le malade gagna 29 livres en deux mois et demi.

Malgré ce brillant résultat, il y a lieu de se deman-

---

(1) *Archives des maladies de l'appareil digestif* (juin 1912).

der si, outre la complication de l'appareil, qui comporte un diaphanoscope, et en mettant de côté les difficultés de la manipulation, on ne risque pas fréquemment de déterminer une hémorrhagie.

Estomac biloculaire

Sauf dans les cas d'estomac en sablier, dû à la syphilis, le traitement ne peut être que chirurgical. On aura recours à la gastrolyse, si des adhérences sont causes de l'état pathologique — à la résection gastrique, dans la biloculation d'origine cancéreuse — à la gastro-entérostomie, s'il s'agit d'une cicatrisation d'ulcère ayant amené une rétraction des parties voisines.

CHAPITRE XI

I

Les fermentations gastriques

Les fermentations gastriques sont surtout acides : lactique, butyrique, acétique — moins souvent gazeuses : acide carbonique, hydrogène, hydrogène protocarboné — et alcooliques.

Elles ne demandent pas un traitement spécial, puisqu'on les rencontre aussi bien dans l'hyper que dans l'hypochlorhydrie. Avec le simple traitement de la dyspepsie concomitante, elles cessent, en général, assez vite, à condition évidemment qu'il n'y ait pas en même temps complication, telle qu'une sténose pylorique.

La plupart des praticiens sont tentés d'administrer à leurs malades les laits fermentés (képhir, koumys, yahourt). Outre que ces produits s'adressent avant tout à l'intestin, il convient de ne pas oublier que vis-à-vis de l'estomac, ils augmentent la sécrétion et l'acide libre (G. Lyon), d'où aggravation des phénomènes morbides et augmentation de la difficulté d'évacuation chez les hyperchlorhydriques, c'est-à-dire secondairement, augmentation des fermentations à combattre. Comme cette classe de dyspeptiques les comprend presque tous, on voit combien les laits fermentés devraient être peu employés ; ils ne peuvent, utilement et sans inconvénient, être prescrits qu'aux hypochlorhydriques, exception faite encore pour les cancéreux.

On a de même essayé et prôné bien des médicaments, dans le but d'empêcher les fermentations et d'antiseptiser (?) le tube digestif.

C'est d'abord l'*acide chlorhydrique*, auquel on accorde une valeur antiseptique toute théorique, puisque, dans l'hyperchlorhydrie, où la quantité moyenne d'acide chlorhydrique libre oscille entre 2 gr. 50 et 3 gr. 50 par litre, les fermentations sont beaucoup plus fréquentes et abondantes, selon Robin, que dans l'hypochlorhydrie, où l'acide chlorhydrique libre est en déficit.

Puis, toute une série de produits : *naphtol, benzonaphtol, bétol, salol, acide benzoïque, acide salicylique, salicylate de soude, résorcine, salicylate de bismuth*, etc., qui ne peuvent agir qu'à forte dose et qui, alors, ne sont pas supportés par les voies digestives. Il faudrait avoir un estomac extraordinaire, pour pouvoir prendre, sans inconvénient, pendant seulement quelques jours, 1 à 2 grammes de naphtol B, comme dans la formule suivante, qui est classique ou l'était encore récemment :

Naphtol B. précipité........)
Salicylate de magnésie ..... }   ââ 0,30 cg.
Magnésie ou rhubarbe......)
Pour un cachet ; 3 à 6 par jour.

A côté de ces médicaments, visant à faire une antisepsie directe, Robin a introduit dans la thérapeutique divers produits, destinés à inhiber l'action des ferments figurés, sans entraver l'activité des ferments solubles, et qui sont, en général, bien supportés par l'estomac. Ce sont l'*érythrol* (iodure double de bismuth et de cinchonidine) contre les fermentations butyriques, soit associé à des poudres inertes :

> Erythrol ....   0,05 cg.
> Lactose ....   0,50 cg.
>
> *Pour un cachet, à prendre immédiatement après chaque repas.*

soit mélangé aux médicaments, s'appliquant à la variété de dyspepsie accompagnée de fermentations — le *fluorure d'ammonium* et celui de *calcium*, dans les fermentations lactiques :

> Fluorure d'ammonium ....   0,80 cg.
> Eau distillée ....   250 gr.
>
> *Une cuillerée à soupe, soit 0,05 cg., après chaque repas.*

> Fluorure de calcium ....   0,02 cg.
> Lactose ....   0,50 cg.
>
> *Pour un cachet, après chaque repas.*

J'ai employé surtout l'érythrol et le *peroxyde de magnésie*, à la dose de 0,20 cg., associé, sous la forme de cachets, aux médicaments indiqués par ailleurs. Ce médicament, qu'on conseille de prendre de préférence assez longtemps avant le repas, agit bien, pris immédiatement après. Il est toujours bien supporté, de même que l'érythrol.

Depuis plusieurs années, le Dr Fiquet a communiqué à diverses reprises les résultats, qu'il avait obtenus avec le *zimphène*, corps non irritant et non toxique. Ce médicament, outre son action antiseptique, augmente la sécrétion des sucs digestifs et favorise l'élimination des déchets intestinaux ; il semble donc devoir être réservé aux fermentations accompagnant le type hypochlorhydrique. M. Fiquet l'emploie à la dose de 0,50 cg., une heure ou deux avant les repas, ou trois ou quatre heures après, dans un demi-verre d'eau.

Contre les fermentations gazeuses, Robin conseille le *soufre iodé* Prunier, de formule $S^{16}I$, à la dose de 0,10 à 0,30 cg. en un cachet, au moment du repas (1).

Les médicaments précédents, dont on ne saurait nier les vertus antiseptiques ou antiputrides, donnent de bons résultats et leur mode d'action paraît facile à saisir.

Or, d'autres produits non antiseptiques agissent favorablement contre les fermentations acétique et lactique ; tels le *bromure de strontium*, conseillé jadis par G. Sée et le *chlorure de calcium*, qui précipite les acides gras sous forme de savons insolubles. Telle encore, la solution dont j'ai parlé, qui m'a donné d'excellents résultats, non seulement contre l'anorexie et contre les autres symptômes de la dyspepsie hyposthénique, mais aussi contre la production abondante de gaz :

Sulfate de soude .... ⎫	
Phosphate de soude .... ⎬	ãã 3 gr.
Bromure de sodium .... ⎭	
Eau distillée....................	300 gr.

Une cuillerée à soupe, après les repas.

De même, le *bismuth*, d'après Lion et Ruault, fait disparaître les acides de fermentation lactique et acétique ; il est vrai que là, il se forme des produits de décomposition, qui sont antiseptiques.

---

(1) Le charbon pulvérisé n'a qu'une action insignifiante ou *nulle* sur les gaz.

II

Médication évacuante et lavage d'estomac.

A côté de la médication antiseptique, je citerai la *médication évacuante,* qui a pour but d'éviter la stagnation trop prolongée des aliments dans l'estomac, ce qui fournirait un nouvel aliment au processus fermentatif.

Dans les cas légers (mais alors ils cèdent au traitement purement anti-dyspeptique), cette médication peut donner de bons résultats. Dans les cas sérieux, comme les vieilles hyperchlorhydries avec atonie de l'estomac, les *vomitifs* et les *purgatifs* sont à déconseiller formellement ; les vomitifs n'aboutissent qu'à un résultat tout à fait passager et augmentent toujours l'atonie de l'organe ; les purgatifs, même ceux réputés anodins et employés trop facilement et trop largement, surmènent et irritent l'estomac ; le sulfate de magnésie, à la dose de 30 grammes, séjourne très longtemps dans l'estomac et paraît déterminer la purgation par absorption gastrique ; avec 10 gr., il y a déjà production d'une sérosité abondante, ce qui prouve bien la congestion et l'irritation de la muqueuse (1).

Dans la sténose du pylore avec grande dilatation, les malades retirent, du *lavage* d'estomac, une sensa-

---

(1) Lebon et Aubourg. Société de radiologie médicale (13 février 1912).

tion immédiate de bien-être telle, qu'ils sont incités à avoir recours d'une façon très fréquente, quelquefois quotidienne, à ce mode de traitement qui leur semble l'idéal. Cette façon de faire a de multiples inconvénients :

1° Le contact répété de la sonde avec une muqueuse irritée ou enflammée, et l'action mécanique du liquide introduit, puis extrait, irritent l'estomac, favorisent l'hypersécrétion et entretiennent par conséquent la maladie.

2° Le lavage soustrait à l'organisme des matériaux alimentaires qui, dans un certain nombre de cas, pourraient passer dans l'intestin et être utilisés.

3° Il amène une déshydratation des tissus, car le liquide, dont il exonère l'estomac, n'est formé qu'en partie des boissons ingérées ; il est composé, en majeure partie, du liquide d'hypersécrétion glandulaire ou d'extravasation, ce dernier filtrant à travers les capillaires dilatés de la muqueuse, d'une façon analogue à ce qui se passe au niveau de la pituitaire dans le coryza.

Cette déshydratation a des effets d'autant plus importants que le liquide gastrique contient souvent une forte proportion de chlorures ; la moyenne est de 8 à 10 grammes par litre.

Il faudrait donc, après chaque lavage, restituer à l'organisme le liquide qu'on lui a soustrait, et, pour cela, faire une injection sous-cutanée de sérum physiologique ou obliger le malade à prendre et à *conserver* un lavement de même composition, ce qui n'est pas toujours facile à obtenir.

4° La pratique des lavages répétés aboutit encore à l'affaiblissement organique, à cause de la dépression nerveuse, qui se manifeste après chaque séance chez certains malades.

L'appareil classique, qu'on emploie pour le lavage d'estomac et qui a eu un grand succès, au moment de son apparition, est le tube de Faucher, muni d'un entonnoir en verre, d'une capacité d'un demi à trois quarts de litre. L'entonnoir étant maintenu à un niveau supérieur à la tête du patient, on y verse environ un litre de liquide et, lorsque la presque totalité du liquide a quitté l'entonnoir, on abaisse ce dernier de manière à faire siphon. Si les dernières portions du liquide ressortent claires, on s'en tient là ; sinon, on recommence plusieurs fois de suite l'opération.

Mais, le tube de Faucher présente plusieurs inconvénients : 1° Il a une section trop franche ; 2° Il est trop souple et il tend à se replier quand, pendant le premier temps du cathétérisme, son extrémité va s'engager dans l'arrière-gorge ; 3° Son diamètre est un peu trop grand, ce qui le rend plus difficilement acceptable de la part des malades, chez lesquels l'opération se fait pour la première fois ; 4° Il ne possède que deux orifices : l'un terminal, occupant toute sa section ; l'autre, latéral, beaucoup plus petit, ce qui est souvent insuffisant, lorsque l'estomac renferme une grande quantité de débris, qui tendent à former bouchon et à intercepter la communication avec la lumière du tube ; quelquefois même, il n'y a qu'un orifice terminal.

D'un autre côté, la plupart des sondes gastriques présentent quelque inconvénient : elles sont trop courtes pour pouvoir être fixées sur un appareil, qui doit être tenu à une certaine distance de la bouche du patient ; celles qui ne comportent qu'un orifice terminal risquent d'avoir leur lumière rapidement obstruée ; d'autres ont, en plus, deux orifices latéraux opposés, qui assurent une communication suffisante entre leur intérieur et le liquide dans lequel elles plongent ; mais, lorsque ces deux orifices sont sur une même ligne horizontale, l'extrémité de la sonde se replie beaucoup trop facilement ; cet inconvénient est surtout prononcé, quand la sonde est fenêtrée d'un côté, et qu'au même niveau du côté opposé, existent un ou deux orifices arrondis et plus petits.

J'ai fait établir, par la maison Haran, une sonde de de 0 m. 80 à 0 m. 85 de longueur, de 8 à 9 mil. de diamètre, dont l'extrémité est conique, pour en favoriser le mouvement de descente ; de manière à rendre cette extrémité suffisamment rigide et à diminuer ou supprimer la possibilité du repliement, les deux orifices latéraux opposés sont à une distance différente de l'orifice terminal : l'un à 25 mil., l'autre à 8 ou 10. Le bout de la sonde a ainsi la rigidité d'un tube sans orifices latéraux.

Une fois la sonde introduite dans l'estomac, on peut d'abord s'en servir pour évacuer le contenu gastrique, ce qui n'est pas très facile avec le tube de Faucher à cause de sa longueur ; puis, on l'adapte, au moyen d'un raccord en verre, au tuyau de caoutchouc fixé sur l'entonnoir.

Il est souvent d'usage d'introduire d'emblée dans l'estomac, même chez un malade qui subit pour la première fois le lavage, une quantité moyenne d'un litre de liquide.

Cette quantité est beaucoup trop grande, tant à

cause de sa masse, que de la façon rapide et presque brutale, dont elle arrive dans l'estomac. Bien rares sont les personnes en bonne santé, qui pourraient avaler d'un seul trait un litre d'eau, sans éprouver de malaise sérieux ; là pourtant, il s'agit d'un estomac sain et il y a la déglutition, qui entrecoupe et rend intermittente la descente du liquide. A plus forte raison, un estomac malade ne supportera-t-il pas une telle quantité, et j'ai vu souvent des sujets accuser une sensation douloureuse à la région épigastrique, après l'introduction dans leur estomac, d'une quantité de liquide inférieure à un demi-litre.

Einhorn a préconisé la douche gastrique, qui consiste en une irrigation avec pression, la partie terminale de la sonde étant munie d'une capsule en caoutchouc durci, percée d'un gros orifice à son extrémité inférieure et d'un grand nombre de petits trous à la périphérie. C'est une méthode à rejeter, parce que, si elle a l'avantage de bien laver, elle agit avec trop de force. L'estomac est un viscère très riche en nerfs, par conséquent très sensible et irritable, qui ne se rince pas comme une bouteille.

Lorsqu'on veut faire un lavage d'estomac, il est préférable d'avoir recours à la méthode de Bourget, qui n'emploie que de petites quantités successives de liquide : 100 c. c. — et qui vide chaque fois l'estomac, en invitant le patient à pousser avec ses muscles abdominaux, en fermant la glotte. En quatre ou cinq fois, on arrive de la sorte à nettoyer l'estomac et à obtenir une eau de lavage claire, même lorsqu'il s'agit de forte rétention. Si le malade n'est pas assez habile pour rejeter le liquide, en aidant par une pression des mains à la contraction des muscles abdominaux, on aura recours à l'aspiration, au moyen de la poire de Frémont ou d'une autre.

Le meilleur moment, pour pratiquer le lavage, est le matin, à jeun. Douze ou quatorze heures se sont écoulées depuis le dernier repas, et il y a moins d'inconvénient qu'à toute autre heure, de retirer de l'estomac les débris alimentaires, qui peuvent s'y trouver.

On emploiera un lait de *bismuth* ou de *phosphate de chaux* à 20 pour 1.000, dans la maladie de Reichmann ou l'hyperchlorhydrie intermittente.

Dans les grandes dilatations avec fermentations prononcées, on a préconisé l'emploi de solutions antiseptiques : *acide borique, borate de soude* à 30 pour 1.000, *acide salicylique* à 1 pour 1.000, *résorcine* à 20 pour 1.000, *permanganate de potasse* à 0,50 pour 1.000. Mais, ces solutions sont, ou bien dénuées de tout pouvoir antiseptique, telle la solution boriquée, surtout si l'on tient compte du peu de temps pendant lequel elles sont mises en contact avec la muqueuse, ou bien réellement actives, et alors elles sont irritantes.

Un simple lavage à l'eau bouillie ou avec une solution de *bicarbonate de soude* à 5 pour 1.000 donne d'aussi bons résultats, en agissant mécaniquement et en stimulant la vitalité de la muqueuse.

C'est peut-être se leurrer que d'espérer lutter par des lavages, autrement que d'une façon toute transitoire, contre les fermentations gastriques, qui sont le résultat d'une cause qu'ils ne peuvent atteindre.

Les lavages donnent de bons résultats, mais, dans d'autres cas. Leven les a employés, il y a quelque trente ans, avec succès, pour lutter contre certains phénomènes nerveux stomacaux et contre certains symptômes cérébraux, conditionnés par les troubles gastriques : lourdeur de tête, étourdissements, vertiges, etc. Pour ma part, j'ai mis en usage ce procédé chez certains malades et ai obtenu un bon résultat, entre autres chez une femme, qui avait des crises douloureuses fréquentes, simulant la colique hépatique, et chez laquelle une série de quatre ou cinq lavages quotidiens amenait un retour à la normale pour plusieurs mois.

Le lavage d'estomac ou le simple tubage à sec ont été proposés par Spirak, Ziemssen, Tullio Calabi (de Vérone), d'Halluin et Lebeaupin (de Vichy), comme un moyen efficace de venir à bout de la constipation la plus opiniâtre.

Je ne dirai rien des lavages pratiqués d'une façon accidentelle dans les empoisonnements ou chez les urémiques et les éclamptiques. Il est bien établi que la muqueuse gastrique élimine les substances toxiques formées dans l'organisme ou introduites dans les tissus par une voie quelconque, fût-ce la voie hypodermique (une demi-heure après une injection de morphine sous la peau, on en retrouve la moitié dans l'estomac). Mais, il ne s'agit plus là de thérapeutique gastrique.

Les bons effets du lavage (pratiqué avec une solution indifférente) ou du tubage à sec, dans la constipation et dans certains symptômes, soit gastriques, soit cérébraux, et sous la dépendance d'une dyspepsie banale, ne peuvent s'expliquer que par une action réflexe ; le contact de la sonde avec le pharynx, l'œsophage et les terminaisons du plexus solaire modiflent la motricité et la sensibilité de l'estomac, et consécutivement celle de l'intestin, dont l'innervation dépend du plexus solaire.

On ne peut faire intervenir une action désintoxicante, quand on voit un vertige, durant depuis plusieurs jours, céder instantanément à un lavage ou à l'introduction de la sonde dans l'œsophage. Je n'ignore pas que l'imagination est là pour expliquer tout ; mais, il est vraiment trop facile d'avoir recours à cette bonne à tout faire, comme l'a si justement appelée M. de Fleury.

En somme, le lavage d'estomac est une méthode de traitement, qui a de nombreuses indications et qui peut rendre de grands services dans des cas variés ; mais c'est une méthode dangereuse, si on l'emploie trop souvent.

On ne doit y avoir recours que d'une façon accidentelle, lorsqu'il s'agit d'une affection gastrique peu grave ou d'un symptôme cérébral, qui en est tributaire.

Dans les cas de maladie de Reichmann ou d'hyperacidité avec fermentations, il faudra se contenter de deux lavages par semaine, le matin à jeun, ou au moment des fortes douleurs, si elles sont suffisamment éloignées des repas.

CHAPITRE XII

L'aérophagie

Ce qu'il y a de plus difficile dans le traitement de l'aérophagie, c'est de faire admettre par le patient qu'il est l'auteur, quoiqu'en apparence involontaire, de son mal.

A titre d'exemple, je citerai le cas d'une domestique de campagne d'un certain âge, très robuste, qui était venue me trouver pour des troubles bizarres, durant depuis plusieurs mois, auxquels elle ne comprenait rien, et dont personne ne pouvait, selon elle, pénétrer le mystère ; elle se croyait atteinte d'une affection inconnue. Or, elle entrecoupait son discours prolixe de rots en salves, précédés de l'abaissement du menton sur la poitrine ; elle s'efforçait de la façon la plus nette d'avoir de bruyantes éructations. Le diagnostic fut vite fait ; mais la patiente ne voulut jamais admettre qu'elle seule, avec un peu de surveillance, pouvait facilement venir à bout de son tic et amender tous les symptômes qu'elle éprouvait.

A part ces cas, où la physiologie du phénomène morbide est évidente, il est fréquent de rencontrer des estomacs tympaniques ou des estomacs atones et ptosés, dont le clapotage est bien plus aérique que liquide, si j'ose m'exprimer ainsi. Les malades ont des renvois sans odeur. On pourrait dire que c'est là le signalement de l'aérophagie, en dehors des manifestations graves de ce symptôme : troubles cardiaques, lipothymies, pseudo-angine de poitrine, etc.

Le traitement consistera avant tout à montrer au malade l'origine de ses renvois ; on lui expliquera que c'est la fréquence et la répétition des déglutitions à vide, qui emmagasine de l'air dans l'estomac, et que les éructations, d'abord spontanées, puis provoquées plus ou moins inconsciemment au bout d'un certain temps, sont la conséquence de la présence artificielle d'air dans la cavité gastrique.

G. Leven recommande de faire porter une *cravate serrée*, de manière à ce que chaque mouvement de déglutition soit perçu par le malade et soit en même temps désagréable. J'emploie habituellement ce procédé, qui a l'avantage d'être simple et efficace, et qui sert au malade de moyen de démonstration et de traitement à la fois.

Chez les aérophages plus enracinés, on pourrait essayer la *pince nasale* de Sicard, basée sur le principe suivant : « La compression subie par l'air dans le larynx, lors de la déglutition, se propage jusque dans l'oreille moyenne et fait bomber la membrane du tympan à l'extérieur. Quand le pharynx revient à la position de repos, il appelle l'air des cavités qui l'entourent. Comme, à ce moment, la bouche n'est pas encore ouverte, cette aspiration, entravée par l'occlusion nasale concomitante, s'exerce sur l'oreille moyenne et provoque une réaction douloureuse » (1).

Mais, je crois que peu de malades consentiront à cette coercition un peu brutale, et je préfère adjoindre au procédé de Leven le *bouchon interdentaire* de Mathieu et Roux, que j'ai même vu certains malades ne pas tolérer, à cause de l'énervement que leur pro-

---

(1) *Archives des maladies de l'appareil digestif* (1911) p. 390.

voquait une lutte trop prolongée contre leur tic invé-
téré.

Aussi, faut-il compter surtout sur le traitement gastrique et anti-nerveux. On aura recours aux douches
tièdes ou chaudes et à la solution sulfo-phospho-bromurée, qui est à la fois anti-dyspeptique et sédative,
surtout si on augmente la proportion de bromure.

Très souvent, l'aérophagie est due à la sialorrhée,
qui se produit, après le repas, chez les hyperchlorhydriques ; elle devient alors de la *sialoaérophagie*.
Tous les médicaments diminuant l'acidité et l'irritation gastriques, en même temps que la sécrétion sali-
vaire, sont donc indiqués ; la *belladone* et le *bismuth*
sont les principaux. Il a été suffisamment question de
la belladone, pour que je ne revienne pas ici sur son
mode d'emploi ; le bismuth sera pris, associé à d'autres
poudres alcalino-terreuses, avant le repas de préférence, ou selon la formule de Leven :

> Carbonate de bismuth .... 5 gr.
> Gomme arabique .... 15 gr.
> Eau distillée .... 150 gr.

Une cuillerée à dessert, trois ou quatre fois par jour.

Au moment des grandes crises (suffocation, cya-
nose, pseudo-angine de poitrine), dues au refoulement
du cœur par le dôme gastrique surélevé et à la fermeture du cardia (1) par la tension intragastrique, la
position genu-pectorale, ou même le simple décubitus
ventral, amène très rapidement une disparition complète des accidents, en permettant au cardia de s'ouvrir.

____

(1) Qui débouche obliquement et en arrière de l'estomac
et forme ainsi facilement valvule.

Quelquefois, il suffit même de faire lever le malade.

Certains auteurs conseillent la position de Trendelenburg. Je cite, un peu plus loin, un cas grave de dilatation post-opératoire guéri par ce moyen, et l'on sait quel rôle peut jouer l'aérophagie dans la distension aiguë de l'estomac (Lardennois, de Reims (1).

A côté de l'air introduit par aérophagie dans l'estomac et pouvant passer dans l'intestin, d'où il est expulsé au dehors — et à côté des gaz de fermentation, dont il a été question dans le chapitre précédent, il est fréquent de rencontrer, chez les dyspeptiques envisagés en général, du *ballonnement*, qui se montre peu de temps après le repas et qui a une toute autre origine (Léon Vincent). Par suite des phénomènes circulatoires, sécrétoires, moteurs, qui constituent les réactions digestives normales, il y a élévation de la température intra-abdominale et dilatation des gaz intérieurs ; les tuniques gastro-intestinales, ayant plus ou moins perdu de leur vitalité et de leur tonicité, se laissent distendre : de là, l'apparition d'un ballonnement assez brusque, qui oblige les patients à desserrer leurs vêtements ; assez souvent même, il y a apparition d'une voussure nette au creux épigastrique.

D'autres fois, il y a expulsion de gaz par l'anus ou par la bouche, sans distension gastro-intestinale, et selon le même mode.

Peut-être, faut-il aussi faire entrer partiellement en ligne de compte une exosmose des gaz du sang dans

---

(1) Congrès de Médecine (1909).

la cavité gastrique et intestinale, par les capillaires dilatés.

Il va de soi que, dans ces cas, il n'y a aucun traitement à diriger contre le symptôme gaz ; l'état général et l'état dyspeptique sont seuls à modifier.

CHAPITRE XIII

La dilatation

I

Dilatation aiguë

I. — Une malade de 40 ans, grande aérophage, souffrant de crises gastriques violentes depuis 7 ans et ayant à jeun, dans l'estomac, un liquide à acidité totale de 1 gr. 10, dont 0 gr. 73 pour l'acide libre, subit l'opération de la gastro-entérostomie. Le lendemain de l'intervention, régurgitations noirâtres, facies tiré, pouls petit à 110. Un lavage d'estomac, qui ramène environ un litre de liquide sale, supprime *immédiatement* ces symptômes.

II. — Un homme de 60 ans, se plaignant de l'estomac depuis trois mois : peu d'appétit, lourdeur après le repas, renvois continuels, clapotage tardif, voussure à l'épigastre, teint cachectique, est laparotomisé avec le diagnostic de cancer ; l'analyse après repas d'épreuve indiquait une acidité totale de 2 gr. 20 avec beaucoup d'acide lactique et une quantité minime d'acide chl. libre. On découvre une ectasie de l'aorte abdominale, avec estomac sain et on se borne à refermer la plaie. Le surlendemain, même tableau que dans le cas précédent, supprimé radicalement par un lavage d'estomac.

Je crois intéressant de rapporter l'analyse du liquide extrait, qui a été communiquée ailleurs, il y a quelque temps (1).

La quantité de liquide extraite par la sonde peut être évaluée à un litre. C'est un liquide noirâtre, en tous points comparable comme aspect à une dilution concentrée de marc de café, et *sans odeur*. Par le repos, ce mélange se divise en deux couches : l'une, inférieure, noire, constituée par des grains ou des lamelles séparés les uns des autres et très mobiles ; l'autre, formée d'un liquide clair, légèrement jaunâtre-brun, à la surface duquel flottent quelques grains isolés.

Le liquide filtre facilement. Il rougit le papier de tournesol ; son acidité, exprimée en acide chlorhydrique, est de 1 gr. 46 par litre.

Le papier au rouge du Congo, le réactif de Boas, celui de Gunzbourg et le diméthylamidoazobenzol indiquent l'absence d'acide chlorhydrique libre.

La chaleur ne modifie pas le liquide (absence d'albumine). Il en est de même avec l'acide acétique (absence de mucine).

L'acide nitrique concentré donne un disque blanc très net ; le réactif d'Esbach et celui de Tanret donnent un précipité très abondant, qui est soluble à chaud. Il s'agit donc d'albumoses ou de peptones.

L'addition de quelques gouttes de liqueur de Fehling au liquide primitif fournit une coloration carmin légèrement violette ; cette réaction du biuret est très prononcée, et telle que je ne l'ai jamais obtenue après un repas d'épreuve.

---

(1) Société de Médecine de Paris (14 janvier 1910).

La réaction d'Uffelmann est positive (acide lactique) ; mais, peut-être convient-il de faire une large part, dans cette réaction, à la teinte jaune du liquide gastrique, et de ne pas la retenir.

La bile a été recherchée au moyen de l'acide nitrique, qui a donné seulement une zone jaune-verdâtre peu foncée, située sous le disque blanc des albumoses — et au moyen du réactif d'Obermayer ; ce dernier, quoique très sensible, n'a rien fourni. Je crois qu'on peut conclure à l'absence de bile, la coloration obtenue par l'acide nitrique étant due à l'oxydation des pigments sanguins en dissolution.

Les chlorures sont abondants : 6 gr. 2 par litre. La réaction de Meyer est franchement positive, soit qu'on opère sur le liquide de filtration, soit qu'on recherche le sang dans l'extrait éthéré, obtenu par trituration de de la partie solide retenue par le filtre. L'examen microscopique permet de reconnaître facilement, dans les grains écrasés, des placards de globules, les uns presque normaux, mobiles et formant des courants, les autres constituant des amas plus colorés (brun clair) et mal définis.

En somme, liquide sanguin, acide, riche en chlorures et en produits de transformation des albuminoïdes, ne contenant pas de bile (1).

---

(1) Comme comparaison, voici les caractères d'un liquide de dilatation aiguë, que j'ai analysé l'an dernier et qui concerne un malade que je ne pouvais suivre : coloration brunvert ; dépôt marc de café ; acidité totale : 2 gr. ; acide chl. libre, traces ; acides de fermentation plus acide libre : 2 gr. (au moyen de l'hématoxyline) ; réaction d'Uffelmann positive ; réaction du biuret très nette, de même que celle de Weber ; petite quantité de bile. Ce liquide alcalinisé n'émulsionne pas l'huile et n'agit ni sur l'amidon, ni sur la fibrine, il ne provient donc pas du duodénum.

III. — Un homme de 50 ans, ayant commencé vers l'âge de 20 ans, à avoir de grandes crises de douleurs l'obligeant à s'asseoir dans la rue, et présentant une sténose anatomique du pylore avec vomissements alimentaires riches en acide chlorhydrique libre, subit une gastro-entérostomie. Le lendemain de l'opération, répétition du même tableau ; un lavage d'estomac rétablit immédiatement l'ordre.

IV. — Un homme de 45 ans, auquel j'ai fait précédemment allusion à propos des sténoses du pylore sans vomissement, subit une gastro-entérostomie ; le lendemain, régurgitations lie-de-vin sale, à odeur nauséabonde ; un lavage d'estomac amène un soulagement passager ; le surlendemain, vomissements fréquents, en fusée, d'un liquide identique, et cela *sans qu'il y ait le moindre ballonnement de la région épigastrique.* On fait plusieurs lavages ; la langue est sèche, le pouls à 110 ; le jour suivant, les symptômes s'accentuent : pouls à 140, température 39°5 ; on pratique plusieurs lavages sans résultat. Le malade est mis en position genu-pectorale; on lui fait, en outre, des injections d'huile camphrée, de spartéine et de caféine ; il y a peu de changement. On adopte la position de Trendelenburg, qui améliore de suite tous les symptômes, et qu'on maintient plusieurs jours ; à partir de ce moment, la convalescence suit son cours, et le malade quitte la clinique vers le vingtième jour.

V. — Un homme de 51 ans, souffrant depuis 20 ans de l'estomac, et ayant depuis plusieurs mois des douleurs aiguës, que rien ne pouvait calmer d'une façon durable, a le 24 décembre 1912 et le 9 janvier 1913, une hématémèse abondante. On lui fait, le février, une gastro-entérostomie au bouton de Jaboulay ; le pylore est perméable ; on n'en pratique pas l'exclusion, pour ne pas augmenter le shock et prolonger l'anesthésie chez un sujet atteint, en outre, d'ectasie aortique constatée aux rayons X — et parce que la section porterait en plein tissu induré (1). L'état est parfait jusqu'au 11 ; aucun vomissement post-opératoire, facies excellent, température maxima 37°1. Le 11, dans l'après-midi, malaise général ; le malade refuse la cuiller à soupe d'eau et de lait, qu'on lui donne chaque heure, se sent l'estomac embarrassé, a un hoquet, et, dans la nuit, a plusieurs vomissements noirâtres et biliaires. Le 12, au matin, on défait le pansement et une sensation nette de flot est perçue ; on met le malade en position ventrale ; à midi, le facies est bon, le pouls à 60 bien frappé. Les jours suivants, l'état est normal.

Le 17, c'est-à-dire au dixième jour de l'opération, le malade se sent l'estomac embarrassé et refuse la petite quantité de lait, qu'il a à prendre chaque 3 heures ; dans la nuit, il a du hoquet ; on le met en position ventrale ; le facies est très mauvais. Le 18 au matin, le pouls est à 120, la température axillaire de 36°8 ; on retire, de l'estomac, un litre et demi de liquide noirâtre, et on lave jusqu'à ce que l'eau ressorte claire ; l'état s'améliore de suite. On pratique une injection de sérum, comme on l'a fait à diverses reprises, depuis le début de l'opération.

Le malade va très bien et reprend sa nourriture, qui est minime : 500 gr. de lait en 24 heures.

Le 22, il reste en position demi-assise plusieurs

____

(1) La pylorectomie seule serait possible.

heures, suce un biftek et prend un jaune d'œuf, outre son lait.

Dans la nuit du 22 au 23, malaise, hoquet ; on adopte la position ventrale, qui ne modifie rien ; vomissement d'un litre de liquide biliaire. Régurgitations de liquide verdâtre ensuite, malgré la position ventrale conservée ; ce liquide, très visqueux, de réaction légèrement acide, ne contient pas d'acide chl. libre : la minime quantité recueillie ne permet pas une analyse plus complète.

Ce malade a quitté la clinique au bout de quatre semaines. Il est mort, deux mois après, d'hématémèses incoercibles.

Je crois inutile de délayer ces résumés d'observation, qui indiquent suffisamment la symptomatologie variable et le traitement de cette complication postopératoire, qu'on a signalée également pendant la pneumonie, chez les accouchées et après un traumatisme portant sur l'abdomen.

Dans deux cas, on peut incriminer l'aérophagie comme cause, et j'adopte la théorie de Lardennois, reprise par Mathieu (1) et Tissier (2) ; mais, il me semble difficile de nier en même temps la paralysie réflexe de l'estomac (admise du reste partiellement par Tissier), qui explique bien la vaso-dilatation et la congestion intense de la muqueuse, d'où résulte une

---

(1) La distension aiguë de l'estomac avec occlusion duodénale ; le rôle de l'aérophagie dans sa pathogénie (*Archives des maladies de l'appareil digestif*, 1911, p. 409).

(2) Nature et traitement de la dilatation aiguë de l'estomac et des autres formes d'aérophagie survenant après les interventions chirurgicales (Société de Thérapeutique, 22 décembre 1909).

suffusion sanguine par endroits et une extravasation marquée de plasma, ce qui explique la richesse du liquide en chlorures. Le sang, étant digéré, fournit des albumoses et des peptones (réaction du biuret).

Lorsque le malade est dans le décubitus dorsal, le niveau du liquide accumulé à la partie supéro-postérieure de l'estomac, est situé plus haut que l'orifice du cardia ; les gaz sont ainsi bloqués à la partie supérieure et rendent l'occlusion cardiaque plus complète. Le décubitus ventral, en déplaçant le liquide, permet aux gaz de sortir librement ; en outre, il lève l'obstacle duodénal, consistant en une corde formée par les vaisseaux mésentériques. La position de Trendelenburg libère seulement la voie duodénale.

II

Dilatation chronique ou banale

La dilatation d'estomac n'est qu'un symptôme, comme la douleur ; il ne peut avoir un traitement spécial.

Ce symptôme, quand il est dû à une atonie primitive de l'organe, liée elle-même à une atonie de tous les tissus, relève uniquement du traitement de l'hyposthénie, en insistant sur l'hydrothérapie froide (à condition que le malade ne soit pas trop nerveux) et sur la gymnastique abdominale.

Presque toujours, le symptôme dilatation est la conséquence de l'hyperchlorhydrie, quand cette dernière dure depuis longtemps, soit qu'il y ait seulement spasme du pylore, soit que plutôt l'hypersthénie (musculaire), qui apparaît en même temps que l'hyperchlorhydrie se change en asthénie, ce qui est la règle, au bout d'un temps variable — ou de la sténose anatomique du pylore par ulcère, cancer ou compression du voisinage.

Il est nécessaire de toujours rapporter le symptôme dilatation à sa cause, celle-ci pouvant seule être visée efficacement par un traitement, qui sera absolument variable selon les cas.

CHAPITRE XIV

Cancer de l'estomac

Traitement médical

Il n'y a malheureusement que fort peu de chose à dire du traitement médical du cancer de l'estomac. Non que ce traitement soit inutile, puisque des soins empressés sont capables de diminuer les souffrances, d'améliorer temporairement le malade et même de prolonger son existence ; mais, ils ne peuvent agir que sur les symptômes et non sur l'affection elle-même.

On a proposé certains médicaments, auxquels on attribuait une valeur spécifique dans le cancer de l'estomac : tels le *condurango* et le *chlorate de soude*, qui exercerait une action spéciale sur les épithéliums néoplasiques, d'après Brissaud — le *bromure d'or* (0,01 cg. par jour, en solution aqueuse), la *grande chélidoine*, le *bleu de méthylène*, à la dose de 0,20 à 0,40 cg. par jour (Einhorn).

Ces médicaments, de même que la *quinine* et le *cacodylate de soude* en injections, et de même que les divers *sérums*, proposés dans ces dernières années, n'ont pas répondu aux espérances, qu'on avait fondées sur eux ; ils n'améliorent que certains symptômes ou l'état général du malade, pour un temps donné. J'en dirai autant des *rayons X*.

Il serait prématuré de dire actuellement ce qu'on peut attendre du *cuivre colloïdal* et du *sélénium*.

Il semble qu'il y ait plus à attendre du *radium*. René Gaultier et G. Labey ont rapporté l'observation d'un malade atteint de néoplasme du pylore, chez lequel, après avoir pratiqué une gastro-entérostomie, on laissa persister une fistule gastrique, au voisinage du pylore. Par cette fistule, on put mettre des appareils radifères, directement en contact avec la tumeur, en même temps qu'on procédait à des applications à travers la paroi. Trois mois après la première intervention, le poids était passé de 48 à 60 kilos, l'état général était absolument transformé, le volume de la tumeur avait diminué ; il n'y avait plus de sang dans les selles (1). Les cas de ce genre sont loin d'être rares.

Liebermeister a conseillé l'*eau oxygénée* (une gorgée, d'heure en heure, d'une solution à 2 0/0) pour faciliter la déglutition, dans le cancer de l'œsophage. Cette solution, qui opérerait une sorte de nettoyage

---

(1) *Revue du cancer*, octobre 1910 ; analyse in *Archives d'électricité médicale* (10 février 1911).

M. Guisez vient de même de citer de nouvelles observations démontrant, de la façon la plus nette, l'action véritablement spécifique du radium sur le cancer (de l'œsophage).

La première concerne un malade soigné il y a un an et demi : la guérison se maintient, bien que la lésion fût déjà à une phase avancée ; l'alimentation est normale, le sujet a l'aspect d'un homme guéri.

La deuxième a trait à un malade vu, il y a six mois, portant un épithélioma en pleine évolution. Il y avait une tumeur volumineuse, le sujet présentait une teinte ictérique, il était en pleine cachexie.

A la suite de quarante heures d'application de bromure de radium, l'alimentation est redevenue suffisante, la cachexie a disparu, il y a transformation complète de l'état général. Le traitement suit son cours. (Société des chirurgiens de Paris, 24 mai 1912).

D'autres auteurs ont obtenu des résultats également encourageants.

mécanique et diminuerait le spasme, peut être essayée dans le cancer du cardia.

Outre les médicaments précédents, on aura recours, pour remonter l'appétit des malades, pour calmer leurs souffrances, pour diminuer les fermentations, les vomissements, etc., ou pour lutter contre les hémorrhagies, à tous ceux qui ont été passés en revue, et qu'il est inutile d'énumérer à nouveau.

Une large part devra être faite au *traitement géné-ral*. On relèvera les forces du malade par des injections quotidiennes de sérum artificiel ou de sérum de Locke à petites doses (10 c. c.), de cacodylate de soude, de glycérophosphate de soude, etc.

Quant au *régime alimentaire*, selon l'ancienneté de la maladie, selon le siège du mal, oblitérant plus ou moins complètement le pylore ou le laissant à peu près libre, selon le degré de tolérance de l'estomac et la fréquence des vomissements, on prescrira le régime lacté absolu et le jus de viande ou un régime composé de lait, d'œufs, de purées de légumes secs, de viande hachée.

Il n'est pas rare, lorsque l'affection n'est pas trop avancée, de voir les malades éprouver une amélioration, qui dure quelques semaines ou même davantage. Quand une amélioration sera constatée (1), on se gardera de modifier le régime alimentaire et de permettre des aliments de digestion difficile, tels que le pain, la viande, etc., car on courrait le risque de rendre l'estomac intolérant et de provoquer des vo-

---

(1) Je me rappelle, entr'autres, avoir vu en décembre 1906 un vieillard atteint de cancer d'estomac, qui, en janvier, put faire plusieurs repas composés de pain, vin et viande, sans vomissements ni douleurs, et qui mourait le mois suivant.

missements abondants et pénibles, qui pourraient amener une hémorrhagie.

Quand la stase et la rétention sont très prononcées, le *lavage de l'estomac* est indiqué, à condition d'être fait d'une façon rare, pour ne pas fatiguer le malade. Il est contre-indiqué, s'il y a eu hémorrhagie récente et si l'état général est grave.

Traitement chirurgical

Cure radicale. — La *gastrectomie* totale ou subtotale est le traitement de choix à opposer au cancer de l'estomac, à condition qu'il n'y ait pas d'adhérences avec les organes voisins. Elle est surtout indiquée, lorsque le mal siège au pylore ; elle est difficilement exécutable, s'il siège au niveau de la petite courbure ou du cardia.

La mortalité, qui était de 31 0/0 en moyenne de 1898 à 1901, d'après Leriche, s'est abaissée à 9,5 0/0 avec W. Mayo, qui a eu 6 décès pour 63 interventions de 1904 à 1906 ; ce chirurgien admet que la mortalité des cas opérables est de 10 0/0, et celle des cas favorables de 5 0/0. Cette diminution de la mortalité tient en partie à l'amélioration de la technique opératoire et en partie à ce que l'intervention est faite d'une manière plus précoce.

C'est, en effet, une des conditions des bons résultats de l'opération ; lorsqu'on tarde trop longtemps, que le foie, le côlon, le pancréas, les ganglions prévertébraux sont envahis, il n'y a plus aucune chance de succès (1).

---

(1) Boas est pourtant arrivé à cette conclusion surprenante, qu'en général le succès opératoire immédiat et ulté-

Malheureusement, le diagnostic *précoce* du cancer de l'estomac est entouré de grandes difficultés, malgré le secours du cytodiagnostic, de l'hématologie et de l'analyse du suc gastrique, dont les résultats sont loin d'être toujours décisifs. Mais, dans le doute et dès qu'on a de *sérieuses raisons* de soupçonner l'existence d'une tumeur, sans en être certain, il n'y a pas à hésiter et il est préférable de conseiller l'opération ou une laparotomie exploratrice, sans plus attendre, si l'état général est satisfaisant.

Après l'opération, les fonctions digestives s'améliorent très notablement, l'assimilation se fait d'une manière presque normale, l'embonpoint revient et on donne au sujet, dans la majorité des cas, une survie d'une durée relativement longue (1).

Leriche a réuni 93 cas de survie sans récidive, au bout de 3 ans. Tuffier cite le cas d'une malade, chez laquelle l'opération date de 7 ans (2). Mauclaire a présenté à la Société de Chirurgie (3), la pièce anatomique d'un malade mort de pleurésie purulente et ayant subi, 8 ans avant, une pylorectomie pour cancer colloïde ; il n'y avait pas de récidive néoplasique. A la même séance, Reynier a rapporté le cas d'une femme encore très bien portante, chez laquelle il

---

rieur est meilleur, quand l'affection date de longtemps. Les élèves de Mickulicz, Nordmann, Hoffmann parlent dans le même sens. Les conditions, pour la résection de l'estomac carcinomateux, sont les plus favorables, quand six ou douze mois se sont écoulés depuis les premiers symptômes. On a ainsi le temps de faire une sélection, basée sur le degré de malignité du cancer (Analyse in *Archives des maladies de l'appareil digestif,* 1910, p. 36).

(1) Voir pages 41 et sq.
(2) *Chirurgie de l'estomac* (1907), p. 387,
(3) 19 mai 1909.

avait pratiqué, 7 ans auparavant, une résection du pylore pour cancer.

En moyenne, il faut admettre que 50 0/0 des opérés meurent ou présentent une récidive à brève échéance ; « mais, même après ces récidives, le malade peut encore vivre de 12 à 26 mois ; c'est donc, malgré tout, un résultat appréciable pour le patient », dû à la suppression des hémorrhagies et de l'intoxication à jet continu « par les exsudats sanieux et fétides, que l'ulcère cancéreux déverse constamment dans l'estomac. Aussi, observe-t-on que l'état général de ces malades se relève plus rapidement qu'après des opérations plus simples » (1).

Témoin (de Bourges), a présenté en 1911 la statistique intégrale des cancers de la région pylorique, qu'il a opérés de 1898 à 1910 exclusivement. La mortalité dans ces opérations (résections partielles ou subtotales), qui était, au début, de 50 0/0, est tombée à 8 0/0, bien que les malades aient été toujours opérés trop tardivement. Sur 168 opérés, 119 ont survécu à l'opération et aux suites opératoires. De ceux-là, 72 sont morts depuis : 5 ont vécu 4 ans, 7 sont morts après 3 ans, 60 ont survécu de 18 mois à 2 ans en moyenne. 47 vivaient encore, dont 1 depuis 13 ans, 1 depuis 12 ans, 4 depuis 9 ans (2).

Cure palliative. — Quand le cancer, étendu en nappe ou généralisé aux organes voisins, ne peut être enlevé, quand la résection de l'estomac est impossible, la *gastro-entérostomie* donne des résultats très appréciables, quoique relatifs.

---

(1) Tuffier, Chirurgie de l'estomac (1907), p. 382.
(2) Académie de Médecine (9 mai 1911).

C'est ainsi que M. Lauwers (1) a pratiqué 54 fois la gastro-entérostomie, pour cancer avancé de l'estomac, avec 7 décès opératoires, soit une mortalité globale de 13 0/0. Il a pu suivre jusqu'à la fin 34 opérés, qui lui ont fourni une moyenne de quatorze mois de survie. Parmi eux, il en est 9, qui ont survécu plus de deux ans, et 17 — exactement la moitié — qui ont bénéficié de plus d'une année de survie. L'auteur attribue ces résultats encourageants au choix judicieux des cas, l'opération convenant, non pas à tous les cancers avancés de l'estomac indistinctement, mais aux seuls cas, où il existe de la sténose pylorique avec stase gastrique.

Dans le cancer du cardia, la *gastrostomie* semble préférable à la jéjunostomie, car elle permet aux aliments de subir l'action du suc gastrique et surtout d'exciter la sécrétion biliaire et pancréatique.

———

(1) Académie royale de Médecine de Belgique (28 nov. 1908).

CHAPITRE XV

Les gastrites

I

Gastrites chroniques

Le traitement sera identique à celui des dyspepsies ; on variera la médication, d'après le type dyspeptique présenté par le malade, selon qu'il s'agit de gastrite parenchymateuse hyperpeptique ou dégénérative (Hayem).

Au point de vue thérapeutique, comme au point de vue de l'étiologie et de la symptomatologie subjective et objective, rien ne permet de faire cliniquement une classe à part intitulée : gastrites chroniques (1). La distinction, basée sur l'anatomie pathologique, entre la dyspepsie, maladie *supposée* en général sans lésion par la majorité des cliniciens, et la gastrite, dont la caractéristique est une modification dans la structure histologique des tuniques de l'estomac, semble elle aussi ne pas être assise très solidement.

---

(1) Les échanges organiques n'ont rien de particulier non plus. « Il n'existe pas de troubles des échanges spéciaux à la gastrite chronique » (Robin).

II

Gastrites aiguës

Embarras gastrique

Le malade sera mis au repos complet au lit et à la diète liquide, pendant un ou deux jours : lait, infusions, bouillon de légumes, pris par petites quantités, eau minérale indifférente ; puis, on autorisera quelques potages et un œuf à la coque.

Contre les douleurs gastriques, on ordonnera des compresses d'eau chaude sur le creux épigastrique ou un liniment du type suivant :

Baume de Floraventi.......... ⎞
Alcool camphré............... ⎟ ÂÂ 80 gr.
Ether acétique............... ⎟ ÂÂ 10 gr.
Laudanum de Sydenham..... ⎠

Les cataplasmes de farine de lin sont à recommander, malgré leur manque d'élégance ; ils gardent longtemps la chaleur et ont une action émolliente, que ne possède pas l'eau. On les prescrira épais et larges et, pour augmenter leur action, on les arrosera d'une cuiller à café de *laudanum*.

Si les douleurs sont très fortes, on adjoindra aux applications chaudes certains médicaments :

Extrait de belladone .... 0,10 cg.
Extrait *hydro-alc.* de chanvre indien... 0,50 cg.
Julep gommeux .... 150 c. c.
Trois à quatre cuillers à soupe en 24 heures.

En cas de diarrhée :

Codéine...................... 0,01 à 0,02 cg.
Craie préparée............. }
Phosphate tricalcique..... } àà 1 gr.

Pour un paquet ; trois à six par jour, dans une petite tasse d'infusion chaude.

Si, au contraire, il y a constipation :

Codéine .... 0,01 à 0,02 cg.
Magnésie lourde.......... }
Lactose..................... } àà 1 gr.

Même mode d'emploi et même dose.

Contre la fièvre et la céphalée, la quinine, le pyramidon et l'antipyrine seront administrés en suppositoires et non par la bouche :

Pyramidon...................... 0,50 cg.
Beurre de cacao .... q. s.

Pour un suppositoire ; un, midi et soir.

Dans la forme bilieuse, on prescrira le *calomel* à la dose de 0,10 à 0,20 cg., en quatre ou cinq paquets, à prendre à une heure d'intervalle.

Quant aux purgatifs salins, qu'il est d'usage de donner dès le début de la maladie, ils ne fournissent pas toujours les résultats qu'on attend d'eux.

Gastrites par substances toxiques ou caustiques

Si la substance ingérée est plus toxique que caustique, les troubles gastro-intestinaux sont souvent peu bruyants et passent bientôt au second plan. Ce sont les symptômes d'intoxication générale qui dominent ; ils varient selon l'organe lésé, par une prédilection du poison : ictère, témoignant d'une lésion du foie, dans l'empoisonnement par le phosphore — albuminurie et anurie rapide, dans l'empoisonnement par le sublimé — hémorrhagies, paralysies, etc.

Dans les formes suraiguës, souvent tout traitement

est inutile ou même impossible, en raison de la marche foudroyante des accidents et de la difficulté à évacuer le contenu de l'estomac par la sonde, et à faire boire le malade.

Lorsque ce sera possible, on fera un lavage d'estomac et l'on donnera des alcalins : eau de chaux, craie, magnésie ou cendres délayées dans l'eau, s'il s'agit de liquides caustiques acides. Au contraire, pour lutter contre les accidents produits par les alcalis, on prescrira des acides dilués : tels que l'eau vinaigrée. Dans l'empoisonnement par le sublimé : eau albumineuse et lait en abondance. Dans l'empoisonnement par l'arsenic : 30 à 40 gr. de magnésie calcinée ou d'hydrate de magnésie, ou bien 6 à 8 gr. de sesquioxyde de fer, à prendre en plusieurs fois, etc.

Dans l'empoisonnement par l'acide sulfurique, il faut éviter de faire ingérer au malade de grandes quantités d'eau, car lorsqu'on mélange de l'eau et de l'acide sulfurique, il se produit une élévation de température, qui peut dépasser 100° et qui aggrave les douleurs et les lésions.

Contre les douleurs qu'endure le malade, on aura recours à la morphine, en injections hypodermiques, à la dose initiale d'un centigramme, puis à doses moindres, qu'on renouvellera plusieurs fois — et à la vessie de glace sur la région épigastrique.

Contre le refroidissement et le collapsus, appliquer des boules d'eau chaude aux extrémités, faire des frictions stimulantes sur tout le corps :

Baume de Fioraventi,.........	100 gr.
Essence de térébenthine	50 gr.
Alcool camphré.............	100 gr.
Teinture de noix vomique ... }	āā 30 gr.
Teinture de quinquina....... }	

et pratiquer des injections hypodermiques de caféine
(1 gr. par jour), d'huile camphrée à 1/10 (5 à 10 c. c.),
de sérum artificiel, etc.

Gastrite phlegmoneuse

Cette affection rare et grave, dont les causes sont
multiples (infections sanguines ou buccales, bles-
sure par ingestion de corps durs ou tranchants, gastropathies chroniques, etc.), n'est justiciable que
d'une intervention chirurgicale, outre les indications
symptomatiques d'ordre médical.

Bircher, d'Aarau, en a rapporté récemment un cas
guéri par gastro-entérostomie antérieure antécolique,
sur la partie saine de la grande courbure ; en même
temps, fut faite une cholécystectomie pour cholécys-
tite. La paroi gastrique avait 2 cm. 1/2 d'épaisseur,
dans la région pylorique, qui était surtout atteinte (1).

---

(1) *Schweizerische Rundschau für Medizin* (22 juin 1912).

TROISIÈME PARTIE

CHAPITRE XVI

Traitement des grands symptômes

I

La douleur

L'estomac exprime sa souffrance sous divers modes, qui ont une signification variée et demandent un traitement différent.

A. — Lourdeur, gêne, pesanteur après les repas

L'*hyposthénie* peut être seule en cause. On aura alors recours aux stimulants, pris après les repas, c'est-à-dire à la solution sulfo-bromo-phosphatée sodique, ou aux cachets de nitrate, sulfate de potasse, quassine, noix vomique, déjà mentionnés, et plus actifs.

L'*hyperchlorhydrie*, après sa phase d'hypersthénie du début, qui comporte un sentiment de bien-être après les repas, donne *souvent* lieu au même phénomène de lourdeur que l'hyposthénie franche ; dans ce cas, on évitera les stimulants nets, comme la noix vomique ou la quassine, et l'on s'en tiendra à la solution ci-dessus. Cette question a été traitée au chapitre de l'hyperchlorhydrie.

La *sténose du pylore* avec grande dilatation gastrique détermine une sensation de gêne continue, contre laquelle toute médication est inefficace. Le lavage ne peut agir que temporairement, et l'intervention chirurgicale seule constitue un moyen curatif.

La lourdeur constante et le tiraillement, qui accompagnent fréquemment la *ptose de l'estomac*, ne peut être améliorée que par le port d'une sangle, placée en bonne position, c'est-à-dire aussi bas que possible.

B. — Douleurs nettes ou survenant par crises

Les douleurs de l'*hyperchlorhydrie* ou de l'*ulcus*, précoces ou tardives (1), par rapport à l'heure des repas, relèvent des applications locales aussi chaudes que possible et des *alcalino-terreux*, employés seuls ou additionnés de *bicarbonate de soude* ou de *codéine* (0,02 à 0,06 cg. par jour).

Les fortes doses de bicarbonate de soude amènent une disparition le plus souvent immédiate de la douleur ; ainsi qu'il a été dit précédemment, elles ne sont pas à conseiller *d'une façon suivie*. Il en est de même de la *morphine* et de l'*opium*, qui sont également excito-sécrétoires.

Récemment, Meunier (2), admettant, avec les chirurgiens anglais et américains, que les douleurs tardives sont toujours liées à une ulcération duodéno-pylorique, et que cette ulcération est toujours située sur le versant duodénal du pylore, a proposé un traitement analogue à celui de la fissure anale, c'est-à-dire la dilatation du sphincter pylorique.

---

(1) Il n'y a d'horaire fixe, ni pour la simple hyperchlorhydrie, ni pour l'ulcus.
(2) *Presse Médicale*, 26 octobre 1912.

Pour arriver à ce but, il emploie un petit ballonnet, terminant un tube de caoutchouc de 90 cm. de longueur, et qu'il fait déglutir, en même temps qu'un verre de solution saline. On abandonne le ballon plusieurs heures dans la cavité gastrique. Quelquefois, on le laisse, la nuit entière, afin d'être certain qu'il a été entraîné dans le bulbe duodénal. Le lendemain matin, après avoir gonflé le ballon avec une soufflerie, on tire lentement et doucement sur le tube de caoutchouc. On sent alors très nettement la résistance, produite par le passage du ballon à travers l'orifice pylorique, à environ 55 cm. de l'arcade dentaire.

On répète cette opération, tous les deux ou trois jours, en gonflant de plus en plus le ballon, mais sans jamais déterminer de douleur.

Le plus fréquemment, après cinq ou six dilatations, les douleurs s'atténueraient.

Je me demande si ce moyen, proposé par Einhorn dans la sténose pylorique, et qui séduit à première vue, ne risque pas de déterminer une hémorrhagie, dans certains cas.

A la *gastralgie rhumatismale ou arthritique*, qui procède souvent par poussées, en dehors de toute manifestation aiguë de la diathèse (chez des sujets souffrant d'une façon *intermittente* de l'estomac, sans qu'on trouve rien d'objectif, en dehors de leurs crises), on opposera la *teinture d'aconit* (X à XX gouttes par jour) et les applications externes, modérément révulsives et calmantes, plutôt que la chaleur. Les poudres alcalines ou alcalino-terreuses risquent d'être complètement inefficaces.

> Baume de Fioraventi........ ⎫
> Alcool camphré............. ⎰   ãã 100 gr.
> Essence de térébenthine ....   50 gr.
> Laudanum N. C.............   30 gr.

En compresses.

La *périgastrite* se manifeste, entr'autres signes, par des douleurs vives, se produisant à l'occasion de certains mouvements, ou de l'arrivée, dans l'estomac, des premières bouchées alimentaires, qui incitent l'organe à se contracter ; on aura recours aux applications répétées de *teinture d'iode* ou mieux aux *pointes de feu*.

Contre la *gastralgie purement nerveuse*, sans qu'il y ait gastropathie proprement dite, on mettra en jeu, avant tout, l'hydrothérapie tiède et les frictions alcooliques sur tout le corps. Comme médicaments, on prescrira, pendant quelque temps, le *bromure de sodium* (0 gr. 50 à 1 gr. le soir, au coucher), l'*eau de laurier-cerise* (1 gr.), l'*intrait de valériane* (0,10 cg. en pilules ou solution) — et au moment des douleurs, 20 gouttes de *liqueur d'Hoffmann*, dans un peu d'eau sucrée, ou :

> Extrait hydro-alcoolique de cannabis....   0,30 cg.
> Extrait de jusquiame...................   0,20 cg.
> Julep gommeux ....   150 c. c.
> *Trois à quatre cuillerées à soupe par jour.*

Les *crises gastriques du tabès* seront traitées par les *alcalino-terreux* ou le *bismuth*, lorsque, ce qui est fréquent, il y a hyperacidité — par la *solanine* :

> Solanine......................   0,05 cg.
> Craie préparée................   0,40 cg.
> *Pour un cachet. Deux à quatre par jour.*

— le *bleu de méthylène* :

Bleu de méthylène ....   0,10 cg.
Lactose ....   0,50 cg.
Pour un cachet, Deux à trois par jour.

— le *nitrite de soude*, selon la méthode de Raymond :

Nitrite de soude................   0,10 cg.
Eau distillée stérilisée.........   10 gr.

Injecter 1 c. c. par jour, pendant 10 jours. Suspendre 10 jours et recommencer pendant le même temps, en doublant la dose. Suspendre de nouveau et reprendre le traitement avec 0,03 cg.

Lorsque ces moyens échouent, on peut tenter l'arrachement des nerfs intercostaux (opération de Franke). MM. Mouriquand et Cotte (1), MM. Belin, Mauclaire et Amodrut (2), MM. Maire et Nigay (3), ont apporté un certain nombre d'observations, qui montrent que cette opération est à la fois utile et peu dangereuse, contrairement aux critiques de MM. Sicard et Leblanc (4) ; sur 10 cas réunis par Leriche, il y a eu 7 succès, 1 mort par pleurésie purulente et 2 échecs avec récidive.

L'opération de Fœrster donne des résultats inférieurs ; elle consiste à ouvrir le sac dural, après laminectomie, et à réséquer les cinquième, sixième, septième, huitième, neuvième et dixième racines postérieures de la moelle.

La plupart des chirurgiens font de grandes réserves sur la valeur de l'élongation du plexus solaire.

On a conseillé les injections de *novocaïne-adrénaline* dans la région d'émergence des nerfs dorsaux. On injecte profondément, dans les muscles du dos,

---

(1) Société Médicale des Hopitaux, 18 février 1913.
(2) Ibidem, 30 mai 1913.
(3) Société de Médecine de Paris, 27 avril 1912.
(4) Société de Neurologie, 27 juin 1912.

de chaque côté de la ligne médiane, vers le point d'émergence des nerfs intercostaux, entre la sixième et la dixième vertèbre dorsale, 100 grammes d'une solution de novocaïne à 1 p. 200. L'effet est immédiat ; les douleurs se calment et les vomissements cessent ; mais, cette amélioration n'est pas durable.

Certains auteurs (Achard, Marie, Debove, Faisans, Lhermitte, Roger et Baumel) ont employé les injections sous-arachnoïdiennes de *cocaïne* (0,01 cg.), d'*eucaïne* à la même dose, de *stovaïne* (0,10 cg.), de *novocaïne* (0,04 à 0,08 cg.), en solutions stérilisées et isotoniques, après extraction d'une quantité supérieure de liquide céphalo-rachidien. Marinesco préfère le *sulfate de magnésie*, en solution à 25 0/0, à raison d'un c. c. par 25 livres de poids. La *fibrolysine* a été employée par Lhermitte et Lévy, mais elle provoque des phénomènes réactionnels intenses.

Il faut attendre que le champ d'expérience se soit agrandi, pour juger ces médications qui, d'après Roger et Baumel (de Montpellier), agissent moins par leur action anesthésique que par la pluie leucocytaire, qu'elles déterminent et qui favorise la résorption du processus de méningite radiculaire chronique (1).

Contre les douleurs du cancer, on aura recours à la *codéine*, à la morphine, à l'opium et au pantopon, qui n'a pas les inconvénients de la morphine, plutôt qu'au condurango, qui leur est très inférieur, quoiqu'il ait été donné, pendant longtemps, comme un médicament presque spécifique :

____

(1) *Presse Médicale*, 7 août 1912.

Poudre d'opium............ ·   0,02 cg.
S. n. bismuth................ }
Lactose ....   âà 0,50 cg. .

Pour un paquet. Trois à cinq par jour, dans un peu de liquide chaud.

Pantopon..............   0,20 cg.
Glycérine ....,....   30 gr.
Eau distillée...........   q. s. p. 150 c. c.

Deux à cinq cuillerées à soupe par jour (dose moyenne).

Je passe sur la douleur gastralgique des *diabétiques*, qui constitue souvent le symptôme capital de l'affection — sur les crises gastriques de l'*urémie* et de l'*oxalurie*, ou autres *intoxications* — et sur les douleurs épigastriques de l'*aortite abdominale*.

C. — Douleur modérée ou sourde, prolongée

On la rencontre dans des états différents : ptose gastrique, avec ou sans hyperchlorhydrie — distension de l'estomac par accumulation de gaz — cancer, en dehors des cas avec crises fortes — hyposthénie, etc.

Le traitement médicamenteux a été indiqué ailleurs. Il est très utile de lui adjoindre un traitement externe : *pointes de feu* — *badigeonnages iodés*, pendant cinq à six jours — *emplâtre thébaïque du Codex*, à 5 gr. d'extrait, à garder une semaine. J'emploie très souvent ce dernier moyen, quoiqu'il soit vieillot, et presque toujours avec grand avantage, même dans les cas d'affection grave, telle que le cancer.

D. — Douleur provoquée

Ce genre de douleur ne va pas toujours de pair avec la douleur spontanée ; un certain nombre de patients souffrent beaucoup de leur estomac, alors que leur épigastre est insensible à la pression ou au tapotement digital ; inversement, la région sus-ombilicale présente souvent une hyperesthésie marquée, chez des sujets n'ayant pas de douleurs gastriques ; *cette hyperesthésie est un indice certain de dyspepsie.*

Lorsque la douleur provoquée est très vive, on conseillera des compresses d'eau chaude, des compresses alcooliques ou des cataplasmes de farine de lin ; lorsqu'elle est moins forte, les badigeonnages iodés :

> Teinture d'iode .... 15 gr.
> Menthol .... 1 gr.

Lorsque la finesse de la peau ne permet pas de faire ces applications pendant un temps suffisant, c'est-à-dire cinq ou six jours au minimum, on aura recours à la formule suivante, plus analgésique et moins irritante :

> Teinture d'iode .... }
> Teinture d'opium .... }   ãã 10 gr.

II

Le vomissement

Quoique banal, ce symptôme est beaucoup plus rare qu'on ne le dirait, de prime abord ; on voit fréquemment des sujets, souffrant depuis des années de l'estomac, et qui n'ont jamais vomi.

Les vomissements ont une pathogénie bien diverse et ne sauraient, en conséquence, avoir un traitement identique.

D'origine mécanique, dû à la trop grande réplétion de l'estomac, le vomissement est un des symptômes classiquement capitaux de la *sténose organique du pylore* ; il peut pourtant faire défaut. Son caractère est d'être tardif ; il est composé des liquides ingérés, d'aliments, déglutis depuis un temps variable, pouvant aller de quelques heures à plusieurs jours — de liquide d'hypersécrétion, et de mucus. Il dégage généralement une odeur nauséabonde, d'autant plus prononcée que la sténose est plus serrée et que la masse alimentaire a séjourné davantage dans la cavité gastrique. Quelquefois, il est pluriquotidien et peu abondant chaque fois ; le plus souvent, il ne se montre guère qu'une fois en 24 heures, ou même plus rarement, et sa quantité atteint un litre ou davantage.

Dûs à l'irritation des terminaisons nerveuses de la muqueuse, au contact d'un liquide hyperacide et à la révolte de la musculature de l'estomac, dûs encore au spasme pylorique permanent ou intermittent, les vomissements de l'*hypersthénie* ou de la *maladie de Reichmann* et de l'*ulcère simple* se montrent plus ou moins tôt après les repas ; il n'y a, à ce sujet, aucune règle fixe. Souvent précédés d'une violente crise de douleurs, ils terminent la scène, et sont composés d'aliments et d'un liquide hyperacide, dont l'examen suffit pour faire le diagnostic, sans qu'on ait vu le malade. Ils n'ont pas d'odeur, ou seulement une odeur aigrelette ; leur contact avec la muqueuse buccale et les dents détermine une sensation d'agacement, que les malades comparent à celle provoquée par du vinaigre.

De simples régurgitations de liquide acide remplacent souvent les vrais vomissements.

Le rejet de *bile*, le matin à jeun, est assez fréquent dans les gastropathies bénignes, accompagnées ou non de lithiase biliaire.

Quant aux *vomiss..ments glaireux*, ils n'ont pas grande signification.

D'une façon générale, on regarde le rejet de pituite, le matin à jeun, comme la caractéristique, pour ainsi dire, de la gastrite.

Or, si l'on rencontre ce symptôme chez les alcooliques, on le trouve aussi, dans les mêmes conditions horaires, chez des malades absolument exempts du moindre écart habituel de boisson. La gastromyxorrhée n'est qu'une manifestation d'un trouble variable ou d'une lésion de l'estomac.

Tantôt, c'est le matin au lever que, presque spontanément ou au contraire après de grands efforts, le malade rejette des mucosités ; d'autres fois, c'est peu de temps après le repas, sans grand malaise gastrique ; d'autres fois, le patient, qui a l'habitude d'avoir une crise, à une heure régulière de l'après-midi ou de la nuit, la voit se terminer par un vomissement exclusivement composé de glaires, comme d'autres la voient finir par un vomissement purement alimentaire.

Ces glaires sont tantôt insipides, tantôt acides, tantôt brûlantes, et leur rejet s'accompagne alors d'une sensation nette de pyrosis ; elles sont quelquefois mélangées de bile, le matin. Elles sont rendues, une fois seulement dans les 24 heures ou plus souvent, chaque fois que le malade souffre.

Est-ce à dire que, dans les vomissements de pituite, il ne s'ajoute pas du mucus œsophagien et de la salive buccale ? Certes non ; le contraire serait même impossible.

Mais, il ne faudrait pas trop, ce semble, généraliser l'opinion, selon laquelle le rejet de pituite n'est qu'une exonération de la salive déglutie pendant la nuit, et emmagasinée dans l'œsophage. Je considère ce phénomène comme une exception.

Quant au rejet de glaires immédiatement après le repas, il est probable que là, la sécrétion œsophagienne joue assez souvent un rôle important, par réflexe gastrique. Pourtant, il n'est pas impossible que du mucus gastrique soit vomi seul, à l'exclusion des aliments ; on connaît le choix électif, dont est capable l'estomac, et qui surprend souvent.

A côté de ces vomissements, manifestement liés à une affection gastrique, il existe des *vomissements*, dits *périodiques*, qui se montrent, soit chaque jour après le repas ou plusieurs fois par jour, pendant un certain temps, puis disparaissent, pour revenir de nouveau — soit chaque jour d'une manière continue, pendant des mois consécutifs.

Ces vomissements, qui sont beaucoup moins graves qu'on ne le supposerait, et qui n'empêchent pas le sujet, qui en est atteint, de se maintenir dans un état assez satisfaisant, représentent un mode d'expression de l'irritabilité générale du système nerveux. Ils se voient, non seulement dans l'hystérie, mais aussi chez des personnes jeunes, délicates et impressionnables, qui ne se plaignent que peu ou pas de l'estomac, et qui ne sont que des nerveuses, sans stigmates francs d'hystérie.

Je ne dirai rien des vomissements de l'*embarras*

gastrique, qui ne sont qu'un épisode sans importance — ni de ceux en fusée, qui accompagnent certaines *lésions des centres nerveux* — ni de ceux de l'*urémie* ou des *empoisonnements,* qui ne sont pas du ressort de la pathologie gastrique.

Les vomissements de la grossesse, ceux du début tout au moins, sont dûs à une action réflexe de l'utérus gravide sur l'estomac et cessent, dès qu'on soumet cet organe au traitement antidyspeptique complet. Je ne me permettrais pas une telle affirmation, si certains cliniciens ne l'avaient posée, il y a longtemps, et si je n'avais pu en vérifier moi-même l'exactitude, dans un certain nombre de cas ; du reste, un mouvement est en train de s'opérer dans ce sens, contre la doctrine classique (1).

Le seul traitement à opposer aux vomissements de la sténose organique du pylore est la *gastro-entérostomie,* s'il s'agit d'un ulcère — la *gastrectomie* ou la gastro-entérostomie, si on a affaire à un cancer.

Aux vomissements provoqués par l'hyperacidité du contenu gastrique et l'irritation de la muqueuse (hypersthénie, ulcère, maladie de Reichmann), on opposera le traitement fondamental de ces affections, en insistant surtout sur le régime alimentaire strict, la belladone et les paquets codéinés ; on évitera l'eau chloroformée, ainsi que la potion de Rivière, qui n'ont rien à faire ici.

Il n'y a rien à dire du rejet de pituites matutinales

---

(1) De l'origine habituellement névropathique des vomissements graves, dits incoercibles de la grossesse (J. Beloux. Thèse de Paris, 1913).

— outre le traitement de la gastropathie en cause —
sinon que l'ingestion de quelques gorgées d'infusion
chaude suffit quelquefois à modifier l'état nauséeux,
et à diriger vers l'intestin les liquides, qui suivaient
d'ordinaire la voie ascendante.

Quant aux vomissements périodiques, même s'ils
ne s'accompagnent pas de troubles gastriques subjectifs ou objectifs, on les modifie en soignant l'estomac,
en mettant le malade à un régime alimentaire sévère,
en conseillant le repos absolu après le repas et en
faisant de l'*hydrothérapie tiède*.

C'est dans ce cas, et en général, lorsque les vomissement sont très rapprochés, qu'il est indiqué d'intervenir d'une manière plus active ; on essayera la
potion de Rivière, qui ne donne pas toujours de bons
résultats — le menthol (1) :

> Menthol.......................... 0,50 cg.
> Alcool à 60°..................... 10 gr.

*Quelques gouttes sur un morceau de sucre ou dans un peu
d'eau sucrée.*

les *opiacés* et les calmants, donnés soit par la bouche,
soit en suppositoires :

> Extrait thébaïque ....)
> Extrait de belladone........) ââ 0,02 cg.
> Beurre de cacao............. q. s.

Pour un suppositoire. Deux à trois par jour.

l'*eau chloroformée* (2) *codéinée :*

> Codéine .... 0,10 cg.
> Eau chloroformée ....)
> Sirop simple..............) ââ 75 c. c.

Quatre à six cuillerées à soupe par jour.

---

(1) Irritant à haute dose.
(2) N'employer que l'eau chloroformée *diluée*, l'eau saturée
étant irritante pour les voies digestives.

Chl. de morphine .... }
Chl. de cocaïne .... }   AA 0,10 cg.
Eau de laurier-cerise ....   10 gr.

Dix gouttes, quatre à six fois par jour.

Chl. de morphine ....   0,25 cg.
Teinture de belladone ....   10 gr.

Dix gouttes, trois à cinq fois par jour (soit 30 à 50 gouttes de teinture de belladone et 0,015 à 0,025 milligr. de morphine, la totalité du mélange comprenant plus de 500 gouttes).

On aura encore recours aux inhalations d'*oxygène*, à la *compresse de Priessnitz*, à la *vessie de glace* appliquée sur le creux épigastrique, à la *révulsion* locale, sous forme d'un petit vésicatoire de 3×3. Dans un cas ayant résisté à tous les moyens habituels, Leven est arrivé à supprimer le vomissement, en faisant une injection d'éther, dans une région éloignée de l'estomac (mollet).

Si les vomissements ont été abondants, il est indispensable de suppléer à la déperdition aqueuse et chlorurée, subie par l'organisme, au moyen de lavements à garder ou mieux d'injections de *sérum physiologique* (500 c. c.).

III

La constipation

La *constipation* est la règle dans la généralité des affections gastriques ; elle est plus fréquente et plus prononcée chez les hyperchlorhydriques que chez les hypochlorhydriques.

Chez les premiers, elle peut être attribuée à un état spasmodique ; chez les autres, à une atonie de la tunique musculeuse intestinale. Mais, cette division, est peut-être trop schématique.

Les malades et les médecins ont une tendance naturelle à vouloir lutter, d'une manière trop active et par des moyens trop violents, contre la constipation. De ce que le malade souffre du tube digestif et de ce qu'il a une langue sale, à peu près en permanence, on en conclut que les purgatifs sont pour lui une excellente chose, et on lui ordonne, d'une façon plus ou moins régulière, de l'eau de Janos, Glauber, etc., ou un autre purgatif plus fort.

Cette thérapeutique aggrave les troubles gastriques, surtout quand on emploie les drastiques, sous forme d'eau-de-vie allemande, même à faible dose, de pilules d'aloès, de scammonée, etc., car la majorité des purgatifs irritent le tube digestif, et il est de règle de constater une augmentation des douleurs, des malaises ou de la stase, après l'emploi de ces médicaments.

Il en est de même de certains fruits exotiques, dont on vante les prétendues qualités naturelles, en omettant de dire qu'ils constituent, en réalité, des sandwichs au séné — et des *tisanes*, qui sont presque toutes baptisées d'un nom de province ou de bénédictin. A côté de plantes, dont l'effet serait peut-être excellent, mais insuffisamment rapide, ces tisanes ou ces *thés* contiennent, comme principe actif, du *séné*, dont on ne saurait faire un usage quotidien, chez des dyspeptiques, sans irriter d'une manière fâcheuse la muqueuse du tube digestif.

Toutes les eaux purgatives et les pilules à base de drastiques, outre leurs inconvénients vis-à-vis de l'estomac, n'agissent que temporairement et d'une façon illusoire sur la constipation, contre laquelle ces médicaments sont dirigés. Efficaces au début du traitement, ils irritent l'intestin, augmentent la coprostase, et, au bout d'un temps relativement court, ils doivent être pris à dose plus forte, pour produire le même effet. En continuant cette manière de faire, les malades sont constipés autant ou davantage, après un an de médication qu'avant le traitement.

Les purgatifs très actifs doivent être réservés aux cas où le tube digestif a besoin d'être déblayé une fois unique, à des intervalles de plusieurs mois, ou lorsqu'on veut amener une dérivation intestinale.

Lorsque, dans la constipation accompagnant une affection *chronique* de l'estomac, on veut provoquer une exonération quotidienne, les laxatifs légers doivent être seuls employés.

D'une manière générale, il est indiqué de conseiller les *laxatifs mécaniques* ; ils sont bien supportés et réussissent assez souvent.

On peut avoir recours aux semences de *moutarde blanche*, à raison d'une cuiller à soupe, en décoction — à la *graine de lin*, à la dose de deux cuillers à soupe — aux semences de *psyllium*, à la même dose. Mais, certains malades avalent difficilement ces mélanges gluants, qu'on peut remplacer avec avantage par l'*agar-agar*, sous forme de cachets, ou plutôt de gelée, à la dose de 10 gr. par jour ; cette gelée, qui n'est pas rétractile, effectue, en somme, un véritable ramonage du tube digestif, tout en ayant une action émolliente.

On a conseillé souvent les *huiles* : l'huile d'olive, à raison d'une ou deux cuillers à soupe à jeun ; l'huile de ricin, à raison d'une ou deux cuillers à café. En théorie, elles constituent le laxatif idéal des hyperchlorhydriques, puisqu'à côté de leur action mécanique, elles jouissent d'un pouvoir inhibiteur sur la sécrétion gastrique ; en pratique, elles sont le plus souvent mal supportées et augmentent les troubles dyspeptiques.

L'huile de ricin a une action plus irritante qu'on ne le croit généralement ; souvent, elle n'est pas fraîche ; même quand elle l'est, et de bonne qualité, elle agit, non pas d'une façon simplement mécanique, mais sur les couches musculaires de l'intestin grêle et du côlon (1).

A la campagne et dans la population ouvrière des villes, certaines plantes, telles que la *pensée sauvage* et surtout la *mauve*, employées en infusion à jeun, passent pour avoir quelque efficacité. J'ai conseillé souvent l'infusion de mauve (fraîche, autant que possible) ; elle réussit, aussi bien que beaucoup d'autres produits, et a l'avantage d'être inoffensive.

Mais, tous les malades ne se décident pas à boire, au réveil, une tasse de liquide, et beaucoup préfèrent donner leur confiance à des produits plus pharmaceutiques et plus pratiques.

Aussi, après avoir fait des essais, pendant plus d'une année, ai-je conseillé récemment (2) l'*intrait de mauve* (plante entière), d'après la formule suivante, dans laquelle l'alcool sert de conservateur et le sirop, de véhicule agréable :

---

(1) Lebon et Aubourg. (Société de Radiologie médicale de Paris, séance du 12 décembre 1911). *Contractions de l'intestin grêle et du gros intestin.*
(2) Société de Thérapeutique, 8 mai 1912.

Intrait de mauve................... 10 gr.
Alcool à 40°....................... 20 gr.
Sirop simple...................... 30 gr.

Une à plusieurs cuillers à café, le matin à jeun, dans un tiers ou un demi-verre d'eau (1).

Cette préparation agit par les principes mucilagineux de la mauve ; on en a la preuve, en constatant la présence, à la partie supérieure d'un flacon contenant une solution aqueuse d'intrait de mauve, d'un bouchon vert-jaunâtre, entièrement onctueux.

L'intrait de mauve se comporte physiologiquement comme une décoction de graines de lin ou de psyllium ; il agit, en facilitant le glissement du bol fécal chez les atoniques, et en diminuant le spasme chez les autres. Il a le grand avantage de n'exercer aucune action irritante et de n'avoir aucune contre-indication.

Chez les dyspeptiques à foie indolent et torpide, on conseillera, le soir, une ou deux des pilules suivantes, qui sont classiques :

Évonymine................... ⎫
Podophyllin .... ⎬ āā 0,02 cg.
Poudre de belladone....... ⎭ 0,01 cg.

Elles sont bien supportées, même par les hyperchlorhydriques ; l'évonymine agit nettement sur l'excrétion biliaire, les fèces deviennent plus colorées ; la belladone agit d'une triple façon : en diminuant le spasme de l'intestin, en prévenant les coliques, en diminuant la sécrétion chlorhydrique de l'estomac.

---

(1) De la sorte, la proportion d'alcool, qui est de 13 0/0 en poids, est ramenée à moins de 1 0/0, c'est-à-dire nulle pratiquement.

La *cascara* peut être prescrite avec avantage, chez ces malades, sous forme de cachets à 0 gr. 50, ou d'extrait fluide, à la même dose, après le repas du soir. Pourtant, à la longue, elle entraîne l'hyperpepsie ; il est donc bon de ne pas y avoir recours pendant des semaines consécutives.

Souvent, le traitement gastrique suffit à modifier la constipation. Chez les *hyposthéniques*, la *noix vomique*, la *quassine*, l'*ipéca*, la *gentiane*, etc., pourront, grâce à leur action sur les muscles lisses, amener une exonération régulière. Il en est de même du *chlorure de magnésium :* 0 gr. 50, en solution, au début d'un ou deux repas.

Chez les grands hyperchlorhydriques, dans l'hypersécrétion continue, le *bismuth*, employé à la dose de 10 à 20 gr. par jour, immédiatement ou une demiheure avant les repas, agit comme laxatif, en même temps que comme médicament gastrique. Si l'on désire employer des doses moindres de bismuth, et qu'on craigne de n'en obtenir aucun effet, au point de vue des selles, on pourra prescrire la poudre suivante :

Carbonate de bismuth........)
Magnésie calcinée............ } àà 15 gr.
Lactose ....)

Une cuiller à café avant chacun des deux ou des trois repas.

J'ai souvent obtenu un effet purgatif avec cette formule, et j'ai dû diminuer la quantité de *magnésie calcinée*. Il n'est pas rare de provoquer plusieurs selles avec 3 à 4 gr. de magnésie, prise en deux ou trois fois, avant les repas ; c'est là un *médicament de premier ordre*, dans la constipation des dyspeptiques en général ; il est curatif pour les hyperchlorhydriques, en raison de ses propriétés anti-acides, toujours bien supporté, et il n'y a aucun inconvénient à en prolonger l'emploi.

On peut prescrire la magnésie calcinée, associée à d'autres poudres moins actives, quand on a affaire à des intestins susceptibles :

> Magnésie calcinée ou mieux hydratée)
> Lactose .... } āā 15 gr.
> Poudre de réglisse ....)

Une ou deux cuillers à café, le matin à jeun, dans un demi-verre d'eau.

Le *carbonate de magnésie* a l'avantage de beaucoup mieux se diluer dans l'eau et d'être plus agréable à prendre ; mais il semble, en général, beaucoup moins actif.

La *rhubarbe* peut être prescrite chez les hyposthéniques, à raison de 0 gr. 50, au début des repas ; elle a l'inconvénient de ne pouvoir être employée longtemps, à cause de l'action astringente de l'acide rhéotannique, qu'elle contient.

Le *phosphate de soude* est un bon laxatif, à donner aux anorexiques, à raison d'une demi-cuiller à café un quart d'heure avant un ou deux repas. On peut, chez ces malades, lui associer, avec avantage, le *bicarbonate de soude*, à petite dose : 0 gr. 50 à 1 gr. Il constitue en même temps un bon névrosthénique.

Chez les sujets particulièrement nerveux, on aura recours à la *belladone* et à la *bourdaine*, auxquelles on joindra certains médicaments sédatifs ou hypnotiques ; en calmant l'irritation des centres nerveux abdominaux, on ramènera l'intestin dans la voie d'un fonctionnement plus régulier, en même temps qu'on facilitera le sommeil :

Poudre de bourdaine..   0,50 cg. à 1 gr.
Poudre de belladone ..   0,01 cg.
Pour un cachet. Un à deux, le soir, au coucher.

Extrait fluide de bourdaine
Une demi à une cuiller à café, le soir, dans de l'eau sucrée.

Extrait de belladone ....   0,01 cg.
Podophyllin.....................   0,02 cg.
Extrait de jusquiame...........   0,05 cg.
Extrait gras de chanvre indien..   0,03 cg.
Pour une pilule, le soir, au coucher.

Récemment, Robin et Sourdel ont étudié l'action laxative des *injections hypodermiques* de sulfate de magnésie ; il suffit souvent d'un c. c. d'une solution au quart, pour obtenir un résultat (1).

Ce moyen pourra être utilisé, toutes les fois que l'ingestion buccale d'un purgatif sera impossible (trismus, aliénation mentale), que l'estomac sera intolérant, et qu'il n'y aura pas possibilité d'administrer un lavement.

Houssay et Ibanez, de Buenos-Ayres, ont également fait connaître le résultat de leurs recherches sur l'action entéro-cinétique, exercée par le principe actif de l'*hypophyse*, en injection sous-cutanée.

Quant à l'*hormonal*, en injections intra-veineuses, il a, à son actif, des méfaits sérieux et même des cas de mort (Jurasz, Mohr).

A côté du traitement médicamenteux, doit prendre place le traitement par les agents physiques, qui donne le plus souvent de bons résultats, et est dépourvu de tout inconvénient. Le seul reproche qu'on

---

(1) Société Médicale des Hôpitaux, 15 juin 1912.

puisse lui faire, c'est d'être quelquefois plus ennuyeux; mais, il a le grand avantage d'agir, en même temps, sur le symptôme et sa cause, but auquel ne saurait atteindre une pilule ou un cachet.

Laissant avec intention de côté les procédés, qui ne sont pas à la portée de tous, ou qui nécessitent une instrumentation compliquée, je ne m'occuperai que des moyens qui peuvent être mis facilement en usage.

Quoique cette manière de faire soit un peu artificielle, j'établirai deux divisions : constipation spasmodique et constipation atonique.

Constipation spasmodique. — Elle est surtout l'apanage des nerveux irritables et des hyperchlorhydriques, et le résultat de l'immobilisation des matières fécales en un ou plusieurs points de l'intestin, par suite d'une contracture, portant sur un ou plusieurs segments du côlon.

La principale indication est donc de calmer le système nerveux général et abdominal.

On s'adressera d'abord à l'*hydrothérapie chaude :* grands bains à 38° ou mieux douches chaudes — bains de siège — larges compresses d'eau chaude sur l'abdomen, à recouvrir de taffetas et à renouveler, pendant 20 minutes à trois quarts d'heure — poche à eau ou vulgaire cataplasme de farine de lin — douches d'air chaud.

En ce qui concerne le *massage abdominal*, il convient de se montrer réservé, à moins d'avoir affaire à une main absolument experte. On emploiera l'effleurage et les vibrations superficielles ; les séances, qui seront quotidiennes et pratiquées le matin à jeun, n'excèderont pas une durée de vingt minutes.

Je passe sur l'*électricité*, qui donne souvent de bons résultats, mais qui nécessite une instrumentation, que ne peuvent avoir tous les praticiens — pour arriver aux *irrigations intestinales*, moyen peu élégant et ennuyeux, mais inoffensif, quoiqu'on ait médit de lui — et presque toujours efficace.

On emploiera l'*eau ordinaire* à 40° environ, injectée à l'aide d'un bock, tenu seulement à 50 cm. au-dessus du plan du lit ou du sol, le patient étant couché sur le dos, avec la cuisse gauche relevée — ou sur le côté droit, pour permettre au liquide d'arriver au côlon transverse et au côlon droit. Je crois inutile de viser toujours à ce but (le contact du liquide provoquant à distance les contractions de l'intestin) et nuisible d'employer en une fois une grande quantité de liquide, qui distend l'intestin; il vaut beaucoup mieux, comme pour le lavage d'estomac, injecter successivement quatre fois 500 c. c. d'eau qu'une fois un litre et demi ou deux litres.

Au lieu d'eau ordinaire, on peut se servir avec avantage d'*eau salée*, d'une *décoction de camomille* ou mieux d'*huile* de sésame ou d'olive tiédie, à raison de 100 à 200 grammes, le soir de préférence. Le lavement peut être facilement gardé toute la nuit; il produit son effet, le lendemain matin.

Boas recommande l'émulsion suivante : on fait dissoudre, dans un quart de litre d'eau, un morceau de carbonate de soude, de la grosseur d'un haricot; on ajoute deux cuillers à soupe d'huile de foie de morue, et on agite fortement. On additionne ce mélange de deux cuillers à soupe d'huile de ricin, et on agite à nouveau, jusqu'à complète émulsion. Celle-ci peut facilement être administrée au moyen d'un bock.

Constipation atonique. — Elle est la conséquence de la faiblesse de la musculature intestinale, et elle se rencontre chez les nerveux atones, les sédentaires, les hypochlorhydriques, ainsi que dans tous les cas où l'organisme se trouve déprimé, par suite d'une affection générale chronique.

Elle est, en général, plus facile à combattre que la constipation spastique.

Les moyens physiques, auxquels on peut avoir recours, sont les mêmes que précédemment ; mais, ils doivent être employés de façon différente. Il s'agit, en effet, non de calmer, mais d'augmenter le péristaltisme intestinal et la tonicité de la paroi abdominale, en même temps que la circulation et la sécrétion de la muqueuse.

On pourra commencer par les *bains de siège froids* (à une température de 20° environ), d'une durée de cinq minutes, au maximum ; pendant le bain, on pratiquera, sous l'eau, une friction de l'abdomen, à l'aide d'un linge dur ; c'est là un puissant moyen d'excitation, qu'on n'emploiera que tous les deux ou trois jours, pour commencer.

Il peut être remplacé par un *enveloppement humide local* : simple compresse épaisse, trempée dans de l'eau aussi froide que possible, et recouverte de taffetas et d'une couche d'ouate ; la sensation désagréable du début se change bientôt en une impression de chaleur, qui peut aller jusqu'à la sudation. On applique cette compresse, le soir, au coucher, et on la garde toute la nuit — ou le matin, avant le lever, et alors, on la conserve aussi longtemps que possible.

En même temps, ou alternativement, on aura recours *aux douches froides locales*, à la température de 10 à 20°, d'une durée de dix à vingt secondes, en les limitant à la région abdominale, y compris le creux épigastrique, et à la région dorso-fessière.

Le *massage* sera excitant, c'est-à-dire consistera en pressions et foulements, exercés avec l'extrémité des doigts, sur tout le trajet du côlon, en ayant soin de ne pas trop insister sur le cæcum et l'S iliaque, régions habituellement sensibles, chez les dyspeptiques gastriques et les constipés. On y joindra avec avantage la percussion digitale et les tapotements légers superficiels, sur toute la surface de l'abdomen.

Les *irrigations* intestinales seront faites avec une petite quantité d'eau froide : un tiers à un demi-litre, à une température de 20 à 25°. Très actives le plus souvent, elles ont quelquefois l'inconvénient de causer des coliques assez vives, ou de provoquer l'apparition ou l'augmentation des glaires.

Pour ceux qui seraient en mesure d'employer la galvanisation, la faradisation et l'électricité statique, disons que l'intensité du courant sera de 5 à 10 milliampères, et la durée de chaque application d'environ 10 minutes.

A signaler une méthode originale, due à Boas, et qui consiste en une *douche locale d'éther*. Une ou deux fois par jour, et à l'aide d'un pulvérisateur de Richardson, on envoie sur l'abdomen 100 c. c. d'éther sulfurique pur, ce qui prend à peu près cinq minutes. Le froid produit détermine, par action réflexe, un besoin de défécation presque immédiat.

Plus simple est le moyen que j'ai vu recommander, il y a quelques années, dans un périodique, et qui consiste à exposer brusquement à l'air, pendant quelques minutes, l'abdomen complètement découvert, alors qu'on est encore au lit.

Pour tonifier la musculature des parois, qui jouent un rôle important dans l'acte d'aller à la selle, on ne saurait trop insister sur la *gymnastique* de chambre. Le patient, étendu à terre sur le dos, les bras croisés sur la poitrine, cherche à s'asseoir, sans s'aider d'aucun appui ; on répète le mouvement dix à vingt fois, selon le degré d'habileté acquis ; pour augmenter l'effort à faire, et rendre ce mouvement plus efficace, un aide peut appliquer une ou deux mains sur le ventre. Simple ou combinée cette gymnastique, indépendamment de son action sur les muscles superficiels, exerce un véritable massage interne, et facilite la progression des matières.

Traitement diététique. — Certains aliments, tels que les bananes ou les coings sont constipants ; d'autre part, le fait d'ingérer de grandes quantités de légumes, tels qu'haricots verts, choux, salade augmentent la fréquence et l'abondance des selles, par la quantité importante de cellulose, qui reste indigérée

Pourtant, il ne faudrait pas tabler d'une façon systématique sur le régime alimentaire, pour lutter contre la constipation ; la preuve péremptoire en est que, dans une même famille, les divers membres, soumis à un régime alimentaire identique, présentent fréquemment une grande inégalité, au point de vue régularité des selles.

Il y a autre chose. Voici, par exemple, un menu pour femme enceinte constipée, préconisé par Bouchacourt : 8 h., café au lait, avec pain grillé et beurre — 10 h., 200 c. c. de képhir N° 1 — midi, olives et beurre ; omelette aux pointes d'asperges ; escalopes de veau aux épinards ; marmelade de pommes et de rhubarbe ; fromage à la crème ; raisins (sans rejeter les pépins, ni la peau) ; cidre ou bière ; pain de seigle   4 h., thé avec pain d'épice, beurre et miel   7 h., potage crème d'orge ; turbot sauce hollandaise ; endives au jus ; 150 c. c. de yohourth ; pruneaux à la manne ; bière maltée ; pain de seigle ; un petit verre de cassis.

Tous les dyspeptiques constipés serait tentés de l'adopter ; c' est fréquent de voir des gastropathes qui, pour lutter contre l'insuffisance de leurs selles, prennent, entre leurs repas, du pain d'épice, insistent sur le beurre, au petit déjeuner du matin, usent de pain complet, mangent du miel comme dessert, etc. Ils oublient une chose capitale, c'est que si le pain d'épice, le beurre, le miel, le pain complet peuvent augmenter les selles, *chez un sujet normal* ou une femme enceinte, bien portante par ailleurs, ces aliments, très indigestes, ne sont pas supportés par un estomac fragile ou malade ; ils risquent d'amener de la diarrhée, par indigestion gastro-intestinale, ou d'augmenter la constipation, en aggravant l'état dyspeptique qui en est cause.

Il faut s'en tenir aux mets de digestion facile, sans plus, et ne pas proscrire par exemple le riz.

IV

La diarrhée

La diarrhée est un symptôme assez rare chez les

dyspeptiques. On peut la rencontrer dans l'*hypochlo-rhydrie* ou l'*achylie* avec insuffisance du pylore — et dans l'*hyperchlorhydrie*, par le passage brusque ou trop rapide du contenu gastrique dans l'intestin, qui se trouve ainsi surmené et irrité, par ce contact anormal.

Plus souvent, il s'agit d'un *réflexe gastro-colique* : dès le début ou au cours du repas, le patient a un besoin soudain et pressant de déféquer ; il a une ou plusieurs selles diarrhéiques ou pâteuses. En général, le traitement de l'hyperchlorhydrie, qui modère l'excitabilité et la sensibilité de l'estomac, suffit à remédier à cet état (1).

Dans d'autres cas, la diarrhée a une origine différente, ainsi que l'a montré Hallion. Le chyme trop acide des hyperchlorhydriques, arrivant au contact de la muqueuse duodénale, exagère la production de sécrétine ; celle-ci agit secondairement sur la sécrétion biliaire, pancréatique et entérique, ainsi que sur la motilité de l'intestin.

Là, comme dans le cas précédent, le traitement de l'hyperchlorhydrie doit être appliqué avant tout, et dans toute sa rigueur. Mais, comme il ne peut agir en un jour ou deux, on se servira, en outre, des moyens usuels, quand on aura affaire à un cas ancien, ou quand les selles seront trop nombreuses. J'ai soigné, il y a quelques années, un homme de 35 ans, qui avait 5 à 6 selles par jour, depuis des années : une simple prise d'*eau de chaux*, avant chacun des deux

---

(1) Linossier a décrit, en 1908, la *diarrhée prandiale des biliaires*, constituée le plus souvent par de la bile pure, avec angoisse et douleur épigastrique vive.

repas, à raison de 2 à 3 cuillers à soupe, supprima, en quelques jours, son infirmité.

En cas d'insuccès par ce moyen extrêmement simple, on prescrira, une heure avant les repas, et concurremment avec le traitement gastrique, un des paquets :

        Carb. de chaux ....)
        Phosphate de chaux ....)   ãã 1 gr.
        Carb. de bismuth ....   0,20 cg.

ou le mélange :

        Teinture de myrtilles ....)
            —   d'hydrastis ....)   ãã 5 gr.
    30 gouttes, deux fois par jour, entre les repas.

et l'on recommandera, après les repas, une infusion de *racines de bistorte.*

Dans la diarrhée par *fermentations acides des hydrates de carbone,* on diminuera les féculents, en augmentant la quantité des pâtes, et en permettant la viande *pulpée ;* on aura recours aux bouillies maltosées et aux ferments végétaux (amylo-diastase), pour suppléer à l'insuffisance amylopepsique (1) ; l'entérokinase donne également des résultats, en activant la sécrétion pancréatique, en général

Aux crises diarrhéiques de l'*entéro-côlite,* on opposera les applications chaudes (compresses, cataplasmes, etc.), les petits lavements chauds amidonnés (une cuiller à café d'amidon pour un verre), et laudanisés (XX gouttes, deux à trois fois par jour), les sels astringents du type qui vient d'être indiqué, en y

---

(1) Le jaune d'œuf, contenant une amylase, d'après Roger, il y aurait peut-être avantage à en ajouter aux purées de légumes secs, *une fois servies* (pour éviter l'action destructive de la température de cuisson).

ajoutant 0,01 à 0,02 cg. de codéine ou de poudre d'opium, en cas de fortes douleurs.

Contre les fermentations, qui accompagnent ces crises, ou qui se montrent en dehors d'elles, on se servira du *phosphate de trinaphtyle* (0,05 cg. en comprimé, une heure avant le repas de midi et du soir) ou du *peroxyde de magnésie*, comme il a été indiqué, au chapitre des dyspepsies avec fermentations.

Au surplus, l'entéro-colite est presque toujours la conséquence de l'hyperchlorhydrie, et elle ne demande que bien rarement un traitement spécial. Ce vulgaire *symptôme* ne mérite en rien les honneurs qu'on lui a rendus ; les médications, dont il a été le point de départ, si elles sont quelquefois utiles, restent fréquemment sans effet ou sont nocives, car leur moindre défaut est de reposer sur des bases purement théoriques.

V

Les modifications de la faim

Faim exagérée

La boulimie est l'exagération de la faim.

Il ne saurait être question ici de la polyphagie, c'est-à-dire de l'ingestion d'une grande quantité de nourriture, qu'on rencontre dans divers états pathologiques, tels que le diabète, ou après certaines maladies graves : fièvre typhoïde, rhumatisme articulaire aigu, hémorrhagies abondantes, etc.

Nous n'avons en vue que l'estomac et, à ce point

de vue, on peut distinguer trois variétés d'exagération de la faim.

C'est d'abord la boulimie de *l'hyperchlorhydrie* et de la *maladie de Reichmann*. Les malades, quelquefois dès leur réveil, éprouvent le besoin pressant de manger ; ce besoin est accompagné d'une sensation de brûlure douloureuse, d'âcreté ou de torsion de l'estomac. Il est calmé immédiatement par le petit déjeuner, mais reparaît vers 10 ou 11 heures, et oblige le sujet à prendre quelque nourriture ; celui-ci ne peut attendre l'heure habituelle du repas. Supprimée par le repas de midi, cette faim impérieuse revient, vers 4 ou 5 heures, et exige, pour être satisfaite, plus qu'un goûter léger banal ; c'est une vraie collation que l'estomac réclame. Pour la nuit, il arrive que le malade garnisse de lait, de biscuits ou d'une alimentation plus solide, sa table de chevet, et, lorsqu'il est réveillé par des douleurs ou des tiraillements d'estomac, il fait encore un petit repas ou prend du lait, seule condition à laquelle il peut se rendormir.

Il est de toute nécessité de couper court à ces multiples petits repas, dont le patient se trouve bien *momentanément*, mais qui irritent l'estomac et augmentent la maladie, parce qu'ils ne laissent jamais l'organe au repos. On commencera par remplacer les aliments solides, pris dans la matinée, l'après-midi, ou la nuit, par une *petite* tasse de lait chaud, et, au besoin, quelques petits gâteaux secs.

Pour diminuer l'irritabilité du système nerveux gastrique, en même temps que pour diminuer l'acidité stomacale, on prescrira, cinq ou six fois par 24 heures, après chaque repas, et au moment des fringales, un paquet composé de phosphate, carbonate de chaux et bismuth (àà 0,50 cg.), dans une petite quantité de liquide chaud — ou une cuiller à café de poudre alcalino-terreuse, au moment de la fringale.

Rapidement, en l'espace d'une semaine, en moyenne, ces fausses faims sont supprimées complètement, à la condition bien entendu que soit suivi, dans son entier, le traitement exposé au chapitre de l'hyperchlorhydrie.

A côté de cette boulimie, il faut placer la *faim anxieuse* (1), qui est une véritable *phobie* ; on la rencontre chez les nerveux purs, et aussi chez les dyspeptiques, chez lesquels, à la faveur d'un système nerveux particulièrement vulnérable, l'estomac a amené un déséquilibre plus ou moins prononcé des centres cérébraux. L'acte de manger est la hantise et l'unique préoccupation des malades ; toute leur activité mentale est dirigée vers ce seul but et, dans les moments de crise, le symptôme faim n'est pas seulement localisé à l'estomac et au cerveau ; il s'accompagne de phénomènes généraux : fatigue de tout l'organisme, tendance au vertige, sueurs froides, étourdissements, anxiété intense, qui sont calmés par l'ingestion d'une quantité minime de nourriture, et qui reparaissent peu après.

Outre le traitement anti-dyspeptique complet, qui sera appliqué à la lettre à ces malades, même à ceux chez lesquels les troubles nerveux sont primitifs, on mettra en action l'*hydrothérapie* et le *bromure*, à la dose d'un à deux grammes par jour.

---

(1) Anxiété épigastrique, de Coutaret.

Certains dyspeptiques à appétit normal éprouvent, peu de temps après un repas suffisant, quelquefois même immédiatement après, une sensation de vide dans l'estomac ; c'est une sensation plutôt sourde, contre laquelle ils peuvent lutter sans trop de difficulté. Cet état gastrique s'accompagne quelquefois d'une tendance au vertige et d'une impression de confusion ou de vide au cerveau. Il ne dure pas, en général.

La seule explication à donner de ce symptôme me semble être une manière pathologique de l'estomac, de réagir au contact des aliments. Il exprime son malaise par une sensation anormale de faim, comme il pourrait l'exprimer par une pesanteur ou des nausées ou même par une douleur.

Le traitement de l'hyperchlorhydrie, qui est en même temps celui de l'hyperesthésie du plexus solaire, supprime rapidement cette anomalie.

Chez d'autres malades, la sensation de faim, à une heure voisine du repas, se manifeste sous forme de nausée *(faim nauséeuse)*, bien que le sujet ne se rende pas compte du vrai besoin qu'il éprouve.

Faim pervertie

La faim peut être modifiée aussi au point de vue qualitatif ; elle prend alors le nom de *paropexie*.

Au lieu d'avoir appétence seulement pour les aliments, les malades sont portés à manger des substances peu ou non nutritives ; tantôt, ce sont des épices ou des fruits verts *(malacia)* ; tantôt, les corps les plus divers : grains de café, morceaux de craie ou de charbon, brins de paille, etc. *(allotriophagie)*.

Les aliénés sont connus pour avaler tout ce qui leur tombe sous la main : terre, cheveux, corps métalliques ou autres, etc. ; mais, certaines femmes dyspeptiques et nerveuses, sans être franchement hystériques, ni présenter de troubles mental réel, prennent facilement l'habitude, qui devient bientôt un besoin irraisonné et automatique, de mâchonner et d'avaler quelque petite chose, qui devient leur mets de prédilection.

On soignera la dyspepsie d'une part, et d'autre part l'état nerveux général, par les douches tièdes ou froides, la psychothérapie et les médicaments calmants.

Manque d'appétit

Ce symptôme fait le plus souvent partie du tableau de l'hypochlorhydrie, et le traitement en a été indiqué à ce chapitre.

Je rappelle qu'il n'est pas rare de rencontrer des malades à hyperchlorhydrie nette, vérifiée par l'analyse, dont l'appétit est insuffisant, ou qui, se mettant à table avec plaisir, éprouvent une sensation de plénitude, dès les premières bouchées. On se gardera bien, chez eux, d'avoir recours à la noix vomique, au persulfate de soude ou aux autres médicaments, dont l'action apéritive est forte. On se bornera simplement à faciliter ou à accélérer l'évacuation gastrique (dont la lenteur est seule en cause), par les moyens indiqués à l'article hyperchlorhydrie, et non par des stimulants francs.

L'anorexie du cancer se traitera comme celle de l'hypochlorhydrie. Quant à la *sitophobie* ou *anorexie psychique*, elle se rencontre souvent dans l'hystérie et elle est le résultat d'une idée fixe. 'antôt, cette anorexie est *primitive*, c'est-à-dire qu'elle ne dérive que d'une perturbation mentale ; tantôt, elle est *secondaire*, c'est-à-dire que le point de départ se trouve dans un trouble gastrique ; le ou la malade ne mange plus, pour ne plus souffrir et, à la faveur d'un système nerveux déséquilibré, il ancre involontairement, dans son esprit, cette idée de refus de toute alimentation. Comme l'a dit Macé, la névrose gastrique se transforme en névrose cérébrale.

Contre cette variété d'anorexie, on aura recours à la *psychothérapie* et à l'*hydrothérapie* chaude ou froide, selon que le sujet sera plus ou moins excitable ; en même temps, on s'occupera de ses troubles digestifs, soit qu'il y ait réellement lieu de les traiter, soit qu'on ait là un excellent moyen d'agir sur l'élément psychique.

VI

Les troubles du sommeil

La plupart des dyspeptiques ont un mauvais sommeil.

Chez les uns, c'est simplement une difficulté à s'endormir. Se couchant tôt ou tard, le malade, malgré son désir de reposer, et les efforts qu'il fait dans ce but, se tourne et se retourne dans son lit, jusqu'à une heure avancée de la nuit. Cette difficulté à s'endormir est préjudiciable, non tant par la diminution du nombre des heures de repos, que par l'état d'énervement, qui l'accompagne, et surtout par la tendance naturelle qu'a le malade à se coucher de plus en plus tard, dans le but de diminuer la durée de son insomnie.

Chez d'autres, le sommeil vient assez vite ; mais, il est irrégulier, entrecoupé de nombreux réveils ; le matin, au lever, il y a une fatigue générale prononcée, qu'il ne faut pas se hâter de mettre sur le compte d'une neurasthénie, qui n'existe pas.

Dans certains cas, et c'est peut-être là la généralité, le sommeil est excellent quantitativement ; les malades dorment huit ou dix heures de file, mais ils ont, presque sans arrêt, des rêves et des cauchemars angoissants : chute dans des abîmes sans fond, enterrements, crimes, etc., qui les fatiguent beaucoup.

Ces diverses modalités se rencontrent dans des types dyspeptiques variés.

Chez tous ces malades, on restreindra la quantité de nourriture prise le soir, nourriture qui devra être très légère, et ne pas comporter de viande ; le vin sera complètement interdit.

Il y a souvent avantage à conseiller le repos complet, dans un fauteuil ou sur une chaise longue, après le repas — et le lit peu de temps après. Lorsqu'on laisse les malades debout après leur dîner, ils lisent ou jouent, accoudés à une table, et compriment ainsi leur estomac, ou ils font de la musique, ce qui est aussi mauvais ; la digestion est ainsi mal mise en train, et l'insomnie est favorisée. On pourra, tout au plus, permettre une courte promenade, un certain temps après le repas.

On conseillera une affusion tiède-chaude, au moment du coucher, même si le malade vient d'achever son dîner ; il n'y a aucun inconvénient à cela ; j'en fais l'expérience depuis 12 ans.

On sera assez réservé comme médicaments, les seuls qui puissent agir réellement, étant ceux qui s'adressent à l'estomac, en particulier la solution sodique, prise après le repas.

Les hyperchlorhydriques francs ont une insomnie particulièrement prononcée. C'est surtout chez eux qu'on rencontre cette difficulté à s'endormir, accompagnée d'idées obsédantes, ayant souvent rapport à des banalités, qui assiègent le malade pendant de longues heures.

Chez d'autres, la venue du sommeil est normale ; mais, ils sont réveillés, généralement entre minuit et 2 heures du matin, par une crise de douleurs, accompagnée ou non de vomissements ou de régurgitations, et qui dure plus ou moins longtemps.

D'autre fois, le réveil nocturne est spontané et en apparence normal (1) ; mais, une sensation de vide à l'estomac et de faim impérieuse apparaît, au bout d'un certain temps, et les empêche de se rendormir ; elle s'accompagne d'une agitation nerveuse, qui ne cède qu'à la prise de quelque nourriture, cette dernière étant pour eux le meilleur soporifique à ce moment.

On insistera particulièrement sur l'affusion tiède du soir et les alcalino-terreux après le repas, à renouveler au moment du réveil. On pourra les remplacer par un des paquets :

Codéine	0,01 à 0,02 cg.
Bicarbonate de soude.....	0,20 cg.
Craie préparée	1 gr.

Il sera bon également de prescrire de larges appli-

---

(1) Ce réveil ramène, *au bout d'un temps plus ou moins*

cations chaudes sur l'estomac, au coucher : compresses épaisses d'eau chaude ou simple cataplasme de farine de lin, qui constitue un remède excellent, quoique désuet.

Comme médicaments, on pourra avoir recours au *bromure de sodium*, efficace et inoffensif pour l'estomac, à faible dose — à l'*eau de laurier-cerise*, qui donne souvent de bons résultats, à la dose d'un à deux grammes — à l'intrait de *valériane* : 0,10 à 0,20 cg. en pilules ou solution.

Ces médicaments seront pris plutôt avant le diner, qu'au moment du coucher, alors que l'estomac est rempli d'aliments.

Quant aux hypnotiques proprement dits, tels que le sulfonal, le trional, le véronal, etc., il est préférable de les éviter, et surtout le chloral, qui a une nocivité marquée sur l'estomac, puisqu'en solution à 1 pour 15, il est capable de déterminer des lésions inflammatoires ou ulcéreuses.

Chez les jeunes enfants, les retentissements des troubles gastro-intestinaux sur le sommeil se montrent sous la forme de terreurs nocturnes. C'est, en général, deux heures et demie à trois heures après le repas, que l'accident apparaît ; l'enfant se réveille brusquement, se dresse sur son lit, les yeux ouverts et fixes. Il voit des animaux ou des voleurs, pousse des cris, appelle ses parents, mais ne les reconnaît généralement pas ; ni consolation, ni caresses ne

---

long, les malaises gastriques de l'état de veille (Pron. *De l'Influence du réveil spontané sur la réapparition des troubles gastriques*. Société d'Hypnologie et de Psychologie, 16 nov. et 21 déc. 1909).

peuvent le calmer. Au bout d'un temps, qui varie de quelques minutes à une demi-heure, l'enfant a une crise de larmes ou de sanglots, quelquefois une émission involontaire d'urine, mais jamais de convulsions, et il se rendort.

Les seules précautions à prendre, pour éviter le retour ou l'apparition de ce symptôme peu grave, mais effrayant pour les parents, sont de surveiller le régime alimentaire, surtout au repas du soir, de veiller à la régularité des selles et de donner un bain tiède, avant le dîner.

CHAPITRE XVII

Les grandes médications

I

Les ferments digestifs

La pepsine

Depuis l'époque, déjà lointaine, où Corvisart introduisit en thérapeutique l'usage de la pepsine, ce ferment est prodigué aux dyspeptiques, soit seul, soit associé à d'autres médicaments, d'une manière invariable, et de quelque variété de gastropathie qu'il s'agisse.

Cet emploi de la pepsine n'a pas sa raison d'être — et cela pour diverses raisons :

1º *Les résultats obtenus sont le plus souvent nuls.* — C'est là une assertion qu'il est difficile de contredire, si l'on prend l'observation clinique comme juge, et qui est partagée par un certain nombre d'auteurs éminents. La plupart des praticiens continuent pourtant à prescrire la pepsine, parce qu'elle leur semble indiquée, en théorie, et qu'elle est recommandée dans certains ouvrages ; les échecs qu'ils obtiennent les amènent à cette conclusion : que la thérapeutique gastrique est inefficace, et les affections de l'estomac très difficiles à comprendre, et encore plus à guérir.

Dans les cas où la pepsine donne de bons résultats, il y a lieu de se demander s'ils sont dûs à la pepsine elle-même ou aux médicaments, qu'on a coutume de lui adjoindre, quoique physiologiquement ils ne s'allient pas avec elle : magnésie, diastase, pancréatine, noix vomique, etc.

La pepsine, employée seule, est suivie d'une action favorable chez certains malades, mais leur nombre est très restreint.

L'expérimentation aboutit aux mêmes conclusions que l'observation clinique ; en ajoutant de la pepsine à 115 échantillons de liquide gastrique, dont la puissance digestive était très diminuée, Georges (1) a obtenu 16 fois un résultat nuisible, et 99 fois un résultat nul.

2° *D'après les données de la physiologie, la pepsine ne peut être indiquée qu'à titre accessoire,* puisque l'estomac n'a qu'un rôle accessoire dans la digestion chimique.

Je renvoie le lecteur au chapitre III, où cette question est traitée.

3° *La pepsine ne fait pas défaut dans les dyspepsies.* — Pour Bourget, Einhorn et d'autres, la pepsine manque très rarement dans le suc gastrique : il faut une atrophie complète de la muqueuse, pour qu'elle disparaisse. Bourget dit avoir eu souvent l'occasion d'examiner, un ou deux jours avant la mort, le suc gastrique de cancéreux, et avoir toujours trouvé une proportion de pepsine suffisante, pour assurer une digestion moyenne (2).

---

(1) *Archives de médecine expérimentale* (1890).
(2) *Les maladies de l'estomac* (1907), p. 57.

L'activité de la pepsine du suc gastrique est telle (elle peut digérer 1.000 à 2.000 fois son poids), qu'on comprend qu'il en soit ainsi. Ce qui manque, c'est l'action transformant la propepsine en pepsine, à supposer que l'estomac doive être envisagé comme un organe essentiellement chimique, et alors, la médication indiquée serait la médication acide. Ce n'est pas le lieu de discuter ici son emploi.

4° *Inconvénients de la pepsine.* — Les expériences de Georges ont montré qu'au point de vue chimique pur, la pepsine, outre son inefficacité habituelle, pouvait nuire à la digestion.

De plus, en face d'un malade, à côté de l'action chimique, s'exerçant sur le liquide ou la bouillie gastrique, il faut envisager l'action sur la muqueuse, qui est une membrane vivante, réagissante, et non un tube à essai Or, dans la majorité des cas, on a affaire à des estomacs malades depuis des années, ptosés, dilatés, s'évacuant plus ou moins mal, et dont la muqueuse traduit son état d'irritation et de congestion chronique par une réaction douloureuse ou sécrétoire anormale, à l'occasion de la moindre excitation portant sur elle. Chez de tels sujets, si l'on a recours à une pepsine peu active, l'action théorique, qu'on lui demande, ne peut se produire ; si l'on emploie une pepsine très active, la muqueuse, surmenée depuis longtemps au point de vue sécrétoire, circulatoire et sensitif, ne supporte pas le médicament. C'est là un fait facile à constater, dans la pratique quotidienne ; il n'y a qu'à observer un certain nombre de malades.

Outre la clinique, j'en appelle aux expériences *in vivo* de M. Leven : 2 gr. de *pepsine*, ajoutés à 200

gr. de viande chez le chien, précipitent la digestion (1),
mais la muqueuse reste rouge à l'excès.

En tenant compte de la rareté des bons résultats
fournis par la pepsine, en se basant sur la physiologie, la clinique, et sur les inconvénients qu'elle peut
présenter, on peut dire que son usage devrait être
réservé exclusivement aux cas bénins et récents, du
type hyposthénique. La pepsine a alors des chances
d'être utile, en activant la transformation de la propepsine en pepsine, et aussi en se comportant à la
façon de beaucoup d'autres produits *non digestifs*,
qui exercent une stimulation sur l'organe tout entier.

On ne la prescrira qu'à dose modérée, et en évitant
avec soin les échantillons à puissance digestive énorme, telle la pepsine à titre 300, recommandée par M.
Chassevant ; là, comme pour les eaux minérales,
l'erreur est de vouloir frapper trop fort. Une dose
de 0,30 à 0,50 cg., en cachet, après le repas, est utile
aux hyposthéniques peu atteints ; elle agit de la même
façon que le quinquina, la quassine, les sels de potasse, etc.

La papaïne

Elle est encore moins à conseiller que la pepsine,
en raison de sa puissance digestive beaucoup plus
grande, et de son risque plus marqué de nocivité
pour l'estomac.

---

(1) Dans le sens d'évacuation de l'estomac, ce qui ne signifie pas du tout digestion chimique. Le blanc d'œuf cru ne
séjourne pas dans l'estomac, il n'est pourtant pas digéré
chimiquement, quand il franchit le pylore. (*La Névrose*, 1887,
p. 33).

L'addition d'un gr. de *papaïne* à 200 gr. de viande, donnée à un chien, qu'on tue cinq heures après, agit bien plus vivement que la pepsine sur le transit stomacal, et aussi sur la muqueuse, qui est excessivement congestionnée : l'estomac contient 196 gr. de liquide acide, alors qu'il ne devrait rien contenir, puisque la totalité du repas est passée dans l'intestin. « La viande est toute digérée, mais aux dépens de l'organe, qui est altéré » (1).

La maltine

La maltine, à la dose de 0,10 cg. après le repas, a toute chance d'agir chez les hypochlorhydriques, si l'on croit devoir chercher à augmenter l'action amylolytique intra-gastrique, due à la salive, dont le bol alimentaire est imbibé. D'après Roger, la muqueuse stomacale elle-même produirait un ferment saccharifiant (2).

Mais, c'est chez les hyperchlorhydriques qu'il serait surtout indiqué d'améliorer la digestion chimique des féculents, de façon à ce que l'organisme en tire le meilleur parti possible, et qu'une plus complète assimilation permette de mieux lutter contre l'amaigrissement, qui leur est habituel.

Malheureusement, à partir de 2 gr. 50 d'HCl pour 1.000, la ptyaline est détruite (3), et il est bien illusoire de la prescrire. Faut-il admettre avec Grützner — qui n'a expérimenté du reste que sur des ani-

---

(1) Leven. *La Névrose* (1887), p. 33.
(2) *Digestion et nutrition* (1010), p. 150.
(3) Ibidem, p. 77. Coutaret admettait que la ptyaline ne perd pas son pouvoir, même quand l'acidité atteint 3 et 4 p. 1.000 (*Dyspepsie et catarrhe gastrique*, 1889, p. 172).

maux — que les aliments ne sont pas mélangés et
constamment brassés dans l'estomac, que le fond
stomacal reste immobile, que les aliments s'y accu-
mulent en couches stratifiées, et que le centre de leur
masse, étant beaucoup moins acide que la périphérie, l'action amylolytique peut s'y continuer ? (1).

On pourrait, sans doute, incorporer la maltine à un
masticatoire, pour augmenter l'arrivée de salive dans
l'estomac ; mais, au point de vue chimique, il ne faut
pas oublier que la salive est un excitant pour la
sécrétion gastrique, et qu'il y aurait augmentation de
l'hyperchlorhydrie ; d'autre part, il est imprudent de
conseiller la sialo-aérophagie.

Mieux vaut associer la maltine aux alcalino-terreux,
qui diminuent le taux de l'acidité, et permettent peut-
être au ferment d'agir, au moins pendant un certain
temps.

La pancréatine

En principe, et chez les malades à mauvaise assimilation, on est tenté de chercher à améliorer par
tous les moyens possibles, la digestion chimique des
aliments ; mais, il est peut-être un peu chimérique
d'administrer de la pancréatine aux malades, qu'on
suppose être des dyspeptiques intestinaux, en même
temps que gastriques ; les dernières données de la
physiologie montrent, en effet, qu'il est plus logique de
stimuler la sécrétion pancréatique que de prescrire
de la pancréatine, qui, au surplus, parvient à l'intestin, dans un état singulièrement modifié, si on la
donne en cachets. La seule forme permise est la

------

(1) Ibidem, p. 149.

forme pilulaire kératinisée : 0,10 à 0,50 cg., avant les repas.

Kinase ou entéro-kinase

Cette substance, qui existe dans la muqueuse duodéno-jéjunale, et qui rend actif le suc pancréatique, en transformant le trypsinogène en trypsine, doit remplacer pharmaceutiquement la pancréatine, quoiqu'on puisse, là encore, se demander si un enzyme conserve toutes ses propriétés, au bout d'un certain temps et après avoir subi diverses manipulations ou additions.

Je me suis servi assez souvent de l'eukinase ; je ne voudrais pas avancer une appréciation clinique sur elle.

Opothérapie gastrique

On ne semble pas fixé sur la valeur chimique des *sucs gastriques naturels* (de chien ou de porc).

Dans un travail paru en 1912, J. C. Roux, disait qu'ils étaient à peu près dépourvus d'activité, et qu'ils pouvaient être prescrits, à titre psychothérapique.

Je ne saurais souscrire à cette opinion. J'ai, en effet, eu la curiosité d'analyser deux préparations très répandues, et j'ai obtenu les résultats suivants (1) :

	A	B
Acidité totale	4 gr. 66	0 gr. 73
Acide chl. libre	3 gr. 29	Absence
Acides de fermentation	0 gr. 17	0 gr. 46
Acide chl. combiné	1 gr. 20	0 gr. 27
Chlorures	11 gr.	6 gr.

---

(1) Il est probable que je serais arrivé à des chiffres différents avec d'autres flacons, à cause de la différence d'âge ; je donne ces chiffres comme n'ayant qu'une valeur relative.

Il me semble impossible de nier que l'un, au moins, des deux produits est très riche en principes actifs, et qu'il doit posséder une action nettement marquée sur la muqueuse gastrique.

La preuve, du reste, en est que l'injection intra-veineuse, aux animaux, de suc gastrique frais, augmente d'une façon considérable leur sécrétion stomacale — et que les hyperchlorhydriques, ou les sujets à estomac très irrité, ne supportent pas cette médication, administrée par la voie buccale.

Elle doit être réservée exclusivement aux hypochlorhydriques.

La lipaséidine

MM. Jean Camus et Maurice Nicloux, après avoir montré, par de précédentes recherches, l'influence de la lipaséidine sur la digestion des graisses, dans les différents segments du tube digestif, ont étudié l'effet utile de cette substance sur l'ensemble de la digestion et sur l'absorption des matières grasses.

La lipaséidine, donnée plusieurs jours de suite à des animaux, qui ont les canaux pancréatiques et biliaires sectionnés, augmente la digestion des graisses et leur absorption.

Sous son action, on peut voir, par l'analyse des matières fécales, la digestion des corps gras passer de 44 à 72 pour 100 et leur absorption de 35 à 65 pour 100 (1).

Ce sont là des résultats extrêmement intéressants, mais qui sont restés dans le domaine du laboratoire.

---

(1) Société de Biologie (21 mai 1910).

Il en est de même d'une amylase, étudiée par Salignat (de Vichy), et que l'hyperacidité ne tuait pas.

Les sels zymosthéniques

A côté des ferments proprement dits, et des substances zymosthéniques organiques, il faut faire une place à certains sels, qui jouissent de la même propriété.

C'est ainsi que le *chlorure de calcium* joue un rôle analogue à la kinase, et transforme le trypsinogène en trypsine. Il active de même, et très brusquement, le ferment prolab, que renferme le suc pancréatique.

Cette action appartient exclusivement aux sels de calcium, d'après Delezenne. Pour Zuntz, au contraire, les sels de magnésium, baryum, strontium, cæsium, rubidium, cadmium auraient la même propriété.

D'une façon générale, un grand nombre de sels minéraux ont le pouvoir d'augmenter l'activité des ferments. Le chlorure de sodium renforce la plupart des enzymes : amylase, maltose, invertine, pepsine, trypsine, catalase. D'après Krüger, le sel agirait en tant que chlorure.

Parmi les autres substances activant les processus fermentatifs, il y a à signaler l'eau oxygénée (1).

II

Les anti-acides

Indiqués seulement dans l'hyperchlorhydrie — car,

---

(1) Voir Roger. *Digestion et nutrition* (1910), p. 72.

dans l'hypochlorhydrie avec fermentations, le traitement causal suffit pour supprimer rapidement l'hyperacidité secondaire — les anti-acides peuvent se répartir en deux groupes : anti-acides chimiques, c'est-à-dire abaissant le taux de l'acidité du contenu gastrique et du liquide sécrété — anti-acides *vitaux*, c'est-à-dire diminuant la puissance sécrétoire de la muqueuse.

Ces derniers seuls sont réellement efficaces, puisqu'ils modifient la fonction sécrétoire anormale, et non seulement son *résultat*.

J'ai insisté suffisamment, au début de ce travail, sur l'emploi de la *belladone* et du *nitrate d'argent*, dans le syndrome de Reichmann, l'ulcère, et même la simple hyperchlorhydrie.

Les *graisses* — si elles diminuent réellement la sécrétion acide de l'estomac, et si la baisse du taux de l'acidité, qu'on constate après leur usage, n'est pas le fait du catarrhe aquo-séreux, que certaines d'entr'elles déterminent — ne peuvent être conseillées, sans nuire à l'évacuation et à l'intégrité de la muqueuse. On ne peut recommander le beurre frais et l'huile, qu'à dose modérée, et non ordonner au patient d'en ingérer de grandes quantités.

Le *sulfate de soude*, à la dose de 5 gr., le matin à jeun, amènerait, selon Lyon, une diminution du chlore total, de l'acide libre et de l'acidité totale ; à dose plus faible, il exercerait une action inverse. Il en est de même du *phosphate de soude*.

Peut-être, peut-on également attribuer une action inhibitrice, sur la sécrétion, à certains produits astringents, comme la teinture d'hydrastis, l'ergotine, la coca, etc., qui sont des vaso-constricteurs, diminuant donc la congestion de la muqueuse. Ce n'est là qu'une hypothèse.

On a conseillé l'*eau oxygénée* à 3 0/0, à la dose d'une à deux cuillers à café, une demi-heure après le repas, dans un verre d'eau. J'y ai eu recours quelquefois, à dose moindre ; je pense qu'elle constitue un moyen infidèle, et peut-être non dénué d'inconvénients.

Les anti-acides chimiques sont les *alcalins* et les *alcalino-terreux*.

Parmi les premiers, le *bicarbonate de soude* a été suffisamment étudié au chapitre de l'hyperchlorhydrie ; c'est un calmant merveilleux des crises d'hyperchlorhydrie, mais, comme je l'ai déjà dit, un médicament mauvais au point de vue curatif, à cause de son action excitante secondaire sur la fonction sécrétoire ; il va finalement à l'encontre du but cherché.

Le *citrate de soude* ne dégage pas d'acide carbonique comme le bicarbonate ; c'est là, à la fois, un défaut et un inconvénient : un défaut, parce qu'il n'a pas une action analgésique aussi forte que le bicarbonate de soude — une qualité, parce qu'il ne distend pas l'estomac.

Les alcalino-terreux ont une action moins immédiate sur le taux de l'acidité existante ; mais ils doivent avoir la préférence, car, non seulement ils n'ont aucune action excitante secondaire, mais ils agissent comme topiques calmants de la muqueuse.

Le *carbonate de chaux* neutralise les acides, proportionnellement à la quantité de ceux-ci, et son pouvoir anti-acide est plus grand que celui du bicarbonate de soude ; alors qu'un gramme de bicarbonate de soude neutralise 0 gr. 43 d'acide chlorhydrique, la même quantité de craie préparée en neutralise 0 gr. 72, et le *carbonate de magnésie* 0 gr. 80 (1). L'écart est presque du double. Si le bicarbonate de soude agit plus vite sur les douleurs des hyperchlorhydriques, c'est en vertu du dégagement de CO_2, auquel il donne lieu, ce gaz ayant un pouvoir anesthésique sur la muqueuse. Au lieu de carbonate de magnésie, doué du reste de la même propriété, on peut employer la *magnésie hydratée* ou la *magnésie calcinée*.

Au point de vue acidité seule, la meilleure médication semble être un mélange de craie, magnésie et *phosphate de chaux*.

Le *phosphate ammoniaco-magnésien* a la même puissance neutralisante que la magnésie ; mais il est mal toléré par la muqueuse gastrique (Hayem).

III

Les évacuants gastriques

Chez le plus grand nombre des gastropathes, ce qui frappe, c'est le clapotage tardif, indice d'une évacuation ralentie, ou de la stase. Quoique cette question ait été traitée par fragments dans ce travail, à propos de tel ou tel type dyspeptique, je crois utile de la reprendre, d'une façon à la fois brève et synthétique, en raison de son importance.

---

(1) Roger. *Alimentation et digestion* (1907), p. 268.

I. — *Il y a obstacle mécanique au pylore ou dans son voisinage.*

Il est inutile ou nocif, pour le malade, à cause du temps perdu, de chercher à pallier à cet état, par le lavage d'estomac, ou des médicaments à action hypothétique. La seule conduite à tenir est de lever l'obstacle, c'est-à-dire de pratiquer une gastro-entérostomie ou une pyloroplastie, s'il s'agit d'une sténose par ulcère — une gastro-entérostomie, une pylorectomie ou une gastrectomie, si l'on a affaire à un cancer — une gastrolyse, s'il y a seulement des adhérences, et si le pylore est libre.

II. — *Il y a atonie de l'estomac, soit par hyposthénie, soit par asthénie générale avec ptose.*

Dans le premier cas, on aura recours aux médicaments, dont il a été question au chapitre de l'hypochlorhydrie, et entr'autres aux *amers*, aux *sels de potasse*, au *chlorure de sodium* ou de *magnésie*, à la *noix vomique*, à la *teinture de Baumé*, à la poudre de *fèves de Calabar*, au *képhir*, aux boissons gazeuses, etc., c'est-à-dire à tous les médicaments, pouvant augmenter la contractilité de l'estomac ou stimuler cet organe — à l'électricité. (Voir le chapitre des agents physiques).

Dans le second cas, on s'adressera à l'hydrothérapie froide, si le malade n'a pas de réactions nerveuses marquées, ou à la gymnastique abdominale, au massage, à la sangle maintenue basse, à la manœuvre de Chilaïditi. Ce dernier a montré qu'après une forte expiration, il était possible, en aspirant en quelque sorte son abdomen, c'est-à-dire en rétractant fortement sa paroi, de produire une élévation du diaphragme et de l'estomac, pouvant aller jusqu'à 15 ou 20 cm. (1).

III. — *Il y a hyposthénie secondaire, accompagnant l'hyperchlorhydrie.*

Il faut éviter tous les excitants nets, tels que la noix vomique, la teinture de Baumé, etc., et s'en tenir au traitement fondamental de l'hyperchlorhydrie, auquel on ajoutera accessoirement, et en tâtonnant, le sulfate et le nitrate de potasse, de même que la quassine, à dose faible, ainsi qu'il a été indiqué, p. 104 et sq.

IV. — *Il y a spasme du pylore par hyperexcitabilité, de la muqueuse dans l'hyperchlorhydrie, ou par ulcère minime.*

C'est là la cause la plus fréquente d'évacuation tardive de l'estomac.

On ne saurait, dans ce cas, avoir recours, sans de grands inconvénients, aux médicaments stimulants, même à dose minime.

Je vois pourtant, de temps en temps, des malades à clapotage tardif, présentant des douleurs violentes, régulièrement tardives, soumis à la noix vomique et même à l'acide chlorhydrique. Je citerai, entr'autres, le cas d'un patient, qui m'était adressé par un confrère, avec le diagnostic probable de crises gastriques tabétiques — ceci dit pour en montrer la violence — et qu'un autre confrère avait traité par l'acide chlorhydrique. Ce malade était un pur Reichmann ; il avait à jeun, de même que 5 heures après un repas

---

(1) Société de Radiologie (13 décembre 1910).

modéré, un clapotage net, au niveau de l'ombilic. Le liquide extrait, le matin, 14 heures après le dernier repas, ne contenait pas de débris alimentaires macroscopiques, et avait une acidité totale de 2 gr. 05, dont 1 gr. 82 pour l'acide libre. En quelques semaines, les crises cessèrent par le régime alimentaire, la belladone et une poudre bismuthée.

Chez ce genre de malades, on ne saurait, comme chez les précédents, mieux faire que de s'adresser au traitement rigoureux de l'affection causale ; peu à peu, l'évacuation gastrique s'améliore, et le clapotage est beaucoup moins prononcé aux mêmes heures.

Pour agir d'une manière directe sur le symptôme : mauvaise évacuation, au moment où les crises ou les malaises ont l'habitude de se montrer, je conseille habituellement au malade de prendre une petite tasse d'infusion chaude, avec une cuiller à café d'une des poudres, formulées au chapitre de l'hyperchlorhydrie ou de l'ulcus, et de se coucher sur le dos pendant une demi-heure, en faisant de profondes inspirations et expirations, les jambes étant repliées. Sous l'action de la chaleur, de la diminution de l'acidité du contenu gastrique, et de l'esquisse de massage interne de l'estomac, sous l'action de la gymnastique, du diaphragme et de la paroi abdominale, l'estomac se vide, au moins en partie.

Bourget recommande l'*auto-lavage*, après l'ingestion de 150 à 200 gr. de sa solution :

Bicarbonate de soude pur......	8 gr.
Phosphate de soude desséché..	4 gr.
Sulfate de soude desséché......	2 gr.
Eau............................	1.000 gr.

Bourget fait coucher le malade sur le ventre, pendant 5 minutes, sur un plan un peu résistant ; puis, il lui recommande de respirer aussi profondément que possible. Quinze ou vingt respirations très profondes suffiraient pour faire passer le contenu stomacal par le pylore.

Chez les obèses et les individus ayant de la stase veineuse abdominale (hémorrhoïdes), il emploie une variante à cette méthode. Le malade, après avoir pris la solution saline, s'assied dans un fauteuil ou sur un lit ; puis, plaçant les deux mains un peu au-dessous d'un des deux genoux, il fléchit avec force, mais lentement, la cuisse sur l'abdomen, en comprimant ce dernier, autant que possible, et en fixant le diaphragme par la fermeture de la glotte (acte de l'effort). Cela fait, le patient passe à l'autre jambe et, ainsi de suite, alternativement, pendant quelques minutes. En général, 15 ou 20 flexions suffisent.

On peut, du reste, combiner les deux procédés en commençant par la position ventrale (1) — et se servir des solutions de Hayem, dont il va être question.

IV

La médication dialytique

Je n'emploie pas cette médication ; mais, pour ne pas être incomplet, je tiens à l'exposer, d'après les données de Hayem (2), qui en est un partisan convaincu.

---

(1) *Les maladies de l'estomac* (1907), p. 119 et 120.
(2) *Presse Médicale* (20 septembre 1911).

Après avoir employé de nombreux sels, il a gardé les cinq types suivants :

Nº 1 : 0,255 (1)

Eau...........................	1 litre
Bicarbonate de soude...........	2 gr. 50
Sulfate de soude	3 gr.
Chlorure de sodium.............	1 gr.

Nº 2 : 0,325

Eau	1 litre
Chlorure de sodium	6 gr.
Sulfate de soude.............	2 à 3 gr.

Nº 3 : 0,340

Eau	1 litre
Chlorure de sodium...........	5 gr.
Phosphate de soude...........	3 gr.

Nº 4 : 0,345

Eau	1 litre
Chlorure de sodium...........	3 gr.
Sulfate de soude.............	5 gr.

Nº 5 : 0,435

Eau	1 litre
Chlorure de sodium...........	5 gr.
Sulfate de soude.............	10 gr.

M. Hayem a soumis l'emploi de ces solutions à des règles fixes, qui ressemblent beaucoup à celles suivies dans les stations minérales ; il institue ainsi de véritables cures d'eau salines.

Ces règles sont au nombre de quatre, toutes importantes :

1º Les solutions doivent avoir une composition fixe, elles doivent présenter une concentration déterminée, et être portées à une température également déterminée.

2º Les solutions doivent être prises, le matin à

------

(1) Degré de concentration.

jeun. Leur effet doit se produire sur un estomac vide, ou du moins débarrassé de résidus alimentaires.

3° Les solutions doivent être prescrites, à des doses calculées et précises.

4° La durée de la cure doit être strictement limitée, et non prolongée au hasard.

On peut diviser ces solutions en deux grands groupes ; le premier, qui renferme les formules 1, 2 et 3, agit particulièrement sur la digestion stomacale ; le second, avec les solutions 4 et 5, a une action plus marquée sur la digestion intestinale.

Dans le premier groupe, c'est la formule N° 1, qui a, de beaucoup, le plus d'importance.

C'est, en quelque sorte, une eau de Carlsbad simplifiée, dont le mode d'administration est calqué sur la cure de Carlsbad même. La solution est prise, le matin, à jeun, en trois fois, à vingt minutes d'intervalle, chauffée à 40°, et à doses progressivement croissantes, de 50 à 60 grammes chaque jour, depuis 250 grammes jusqu'à 500 grammes. On continue ainsi pendant 25 jours. On peut prolonger parfois cette cure, pendant trente ou trente-cinq jours. Mais, cela n'est que rarement nécessaire, et peut être préjudiciable au malade, la période utile et profitable de la cure risquant d'être suivie de fatigue.

L'indication de cette solution est le type gastrique, appelé par Hayem hyperpepsie.

Il est des cas où la cure est contre-indiquée. On peut alors employer une cure moins forte, à l'aide d'eau de Vichy sulfatée. On fait prendre, le matin, en une, ou quelquefois deux fois, 200 grammes d'eau de Vichy tiédie à 40° et additionnée de 4 à 5 grammes de sulfate de soude. La cure est prolongée duran' vingt-cinq jours. La cure d'eau de Vichy pure, prise également tiède, en une ou deux fois, à la dose de 200 à 250 grammes, est encore moins active.

Ces deux médications par l'eau de Vichy sulfatée et l'eau de Vichy simple méritent cependant d'être conservées, en raison des contre-indications de la cure de Carlsbad.

Celle-ci doit être évitée chez les tuberculeux affaiblis — chez les cardiaques, lorsque les affections orificielles sont mal compensées — le cancer d'estomac — dans l'hypopepsie intense.

Toutefois, il faut reconnaître que les solutions précédentes, voire même la solution N° 1 (faite à l'imitation de l'eau de Carlsbad), sont infiniment moins dangereuses que les eaux minérales naturelles, employées dans les stations.

En étudiant l'évolution digestive, on est frappé par un fait intéressant, à savoir que l'amélioration des symptômes cliniques est obtenue, *sans qu'il y ait disparition, ni même diminution de l'hyperpepsie.* Par contre, la cure produit un phénomène très important, révélé par cette étude de l'évolution digestive : c'est l'abréviation souvent très marquée de la durée de l'évacuation gastrique. Aussi, la cure est-elle surtout indiquée chez les hyperpeptiques à évacuation lente, ceux-là mêmes qui souffrent le plus de leur état.

Que se passe-t-il pendant la cure saline ? Il y a augmentation de la réceptivité de l'intestin, puisque le contenu gastrique est resté le même qu'avant la cure ; il y a tolérance plus grande du duodénum. Cette tolérance peut être due, soit à une diminution de la sécrétion, soit à un accroissement du pouvoir de neutralisation des sécrétions des glandes annexes, vis-à-vis du chyme, ou bien encore à ces deux facteurs réunis.

Ceux-ci interviennent diversement suivant les cas, et, très probablement, le dernier est souvent prédominant.

La solution N° 2 se donne le matin à jeun, à la dose de 200 à 250 grammes, en une ou deux fois, à vingt minutes d'intervalle. La cure dure de quatre à six semaines. Les effets gastriques en sont modérés ; c'est donc, en quelque sorte, une solution d'attente, surtout bonne chez les hypopeptiques un peu constipés. Sous son influence, en particulier chez les malades très médicamentés, on voit reparaître, à l'analyse, la vraie formule chimique : par exemple, un type hyperpeptique accentué, et masqué, jusque là, par une *hypopepsie trompeuse.*

La solution N° 3 diffère de la précédente par la substitution du phosphate de soude au sulfate. Les effets gastriques sont analogues, et elle est aussi peu laxative. C'est une médication utile, surtout chez les individus fatigués, dont la nutrition générale est en souffrance.

Les deux dernières solutions ont une action prédominante sur l'intestin. La formule N° 4 est particulièrement riche en sulfate de soude, et convient aux hyperpeptique à faible sécrétion, surtout lorsqu'ils sont constipés. Hayem en donne 300 à 400 cc., et en obtient de bons résultats, même dans les entérites glaireuses et muco-membraneuses.

Lorsque la fonction hépatique est ralentie, avec garde-robes peu pigmentées, il donne cette solution chauffée à 40°, ce qui augmente son action sur les glandes digestives annexes. Parfois, il modifie cette solution, en donnant parties égales des deux sels, sulfate et chlorure.

La formule N° 5, dans laquelle le point cryoscopique est supérieur à celui du sang (0,36), est la seule qui soit franchement laxative. C'est la solution qu'Hayem a employée dans le choléra, pour pratiquer les injections intra-veineuses.

La cure avec cette solution est très brève ; huit à quinze jours seulement, car elle donne des évacuations alvines, qui fatiguent assez vite les malades. La dose quotidienne est de 200 à 250 grammes.

CHAPITRE XVIII

Le l'emploi des eaux minérales chez les dyspeptiques (1).

La plupart des malades de l'estomac considèrent comme indispensable de prendre une eau minérale ; pour eux, c'est une panacée universelle, qui doit les guérir, quel que soit le type de leur affection, et il est vraiment remarquable de voir la foi plus que robuste de certains sujets qui, des mois ou même des années, prennent toujours la même eau et lui restent fidèles, malgré le résultat négatif, qu'elle leur procure.

C'est qu'en effet, si les eaux minérales ont une utilité incontestable dans le traitement de certaines maladies d'estomac, il est indispensable de faire un choix judicieux parmi elles, et d'être très réservé dans l'emploi de celles qui sont fortement minéralisées.

On peut diviser en trois catégories les eaux couramment employées chez les dyspeptiques :

1° Eaux nettement alcalines.

2° Eaux alcalines faibles ou chimiquement indifférentes.

---

(1) Je n'envisage ici que l'action des eaux minérales, employées au domicile du malade, et non prises à la station thermale, où leurs propriétés sont différentes, et où plusieurs facteurs autres que la minéralisation, entrent en jeu.

3° Eaux gazeuses.

1° *Eaux nettement alcalines.* — Dans cette catégorie, qui comprend *Andabre, Châteauneuf, Desaignes, le Boulou, Royat, Vichy* et *Vals*, ces deux dernières sont les principales.

Les eaux de *Vichy* ont toutes une composition à peu près identique : 4 gr. 50 à 5 gr. 25 de bicarbonate de soude, 0 gr. 50 de chlorure de sodium, 0 gr. 40 de bicarbonate de chaux, 0 gr. 30 de sulfate de soude, des traces d'arséniate de soude et de lithine, et de l'acide carbonique libre (0 gr. 75 à 2 gr.)

Leur principal élément actif est le *bicarbonate de soude*, qui y est contenu en grande quantité.

Chez aucun dyspeptique, à moins que ce ne soit pendant un temps très court, par exemple quelques jours, elles ne peuvent être prises comme boisson de table ; en la mélangeant au vin ou en la buvant pure, on arrive sans peine, surtout pendant la saison chaude, à en consommer une bouteille par jour, ce qui équivaut à 5 gr. environ de bicarbonate de soude.

C'est là une médication très active au point de vue gastrique, et que ne peuvent prendre pendant longtemps, sans inconvénient, ni les malades à type hypersthénique, ni ceux du type inverse.

La valeur du bicarbonate de soude comme antiacide a été suffisamment étudiée précédemment, pour qu'il n'y ait pas à y revenir ici.

L'eau de Vichy n'a donc pas à être utilisée chez les malades, dont l'estomac sécrète, en trop grande quantité, un suc trop acide. Prise comme eau de table, elle ne fait à la longue qu'augmenter l'hyperchlorhydrie et ses symptômes ; à jeun, son action excitante est encore plus marquée. Tiédie au bain-marie, elle a sans doute une action différente, en raison de sa température, et elle peut être essayée, à titre de sédatif.

Chez les hypochlorhydriques, l'eau de Vichy nature, prise à raison d'un demi-verre, au moment de la lourdeur d'estomac et du ballonnement épigastrique, fait disparaître habituellement ces malaises. Ingérée à la même dose, une demi-heure avant le repas, elle augmente l'appétit, et son action excitante se fait sentir pendant la digestion, qu'elle rend plus facile.

Pendant le repas, elle ne peut être prise, comme eau de table, pendant longtemps, sans que l'estomac s'en trouve fortement irrité — ou que, s'il s'agit d'un sujet particulièrement nerveux, l'hypochlorhydrie ne se transforme en hyperchlorhydrie avec douleurs, pyrosis, etc.

En somme, l'eau de Vichy est un médicament actif, qu'il faut doser et non prendre *larga manu*.

Les mêmes considérations s'appliquent à l'eau de *Vals* (Perle N° 3 à 7, Vivaraises, Rigoletto, Madeleine), surtout en ce qui concerne l'action excitante de CO_2, que certaines sources contiennent en grande quantité.

D'une façon générale, les eaux alcalines fortes, surtout si elles sont gazeuses, sont contre-indiquées dans le cancer, l'ulcère et la dilatation par sténose.

2° Eaux alcalines faibles ou chimiquement indifférentes. — Parmi ces dernières, la plus connue est *Evian*, à côté de laquelle il convient de citer *Alet, Thohon, Rochemaure, la Fou.*

D'une minéralisation totale très faible (0 gr. 45 à 1 gr.), ces eaux, qui contiennent surtout du carbonate ou bicarbonate de chaux (0,20 cg.) et de la magnésie, se recommandent avant tout par leur action réelle, en même temps que par leur pureté et leur digestibilité. Pures ou employées pour couper le lait ou les autres boissons, elles peuvent être administrées chez tous les malades, y compris les jeunes enfants, en n'importe quelle quantité.

Chez les hypersthéniques, elle ont une action sédative sur l'estomac, en raison du carbonate de chaux qu'elles contiennent, et de l'absence de bicarbonate de soude et de gaz (seulement quelques cg. d'acide carbonique libre).

En outre, dans la plupart des manifestations hépatiques, intestinales, rénales ou générales, associées aux troubles gastriques : lithiase biliaire, congestion active du foie, albuminurie dyspeptique, goutte, arthritisme, artério-sclérose, lithiase rénale, ces eaux agissent, comme on l'a dit, plus par ce qu'elles emportent que par ce qu'elles apportent, et elles ont, sur les eaux fortement alcalines, l'avantage, tout en étant aussi actives contre la dyscrasie, de pouvoir être prises à haute dose pendant longtemps, sans avoir d'action défavorable sur l'estomac.

Les eaux plus nettement alcalines, quoiques faibles, telles que *Vals St-Jean, Perle N° 1, la Reine*, etc., peuvent être autorisées comme boisson habituelle chez les hypochlorhydriques, mais d'une façon intermittente et non prolongée. On ne devra pas être surpris si quelquefois ces malades ne les supportent pas ; j'ai vu, chez des sujets peu atteints, un verre de Perle N° 1, pris pendant le repas, déterminer des brûlures.

Le plus souvent, on reviendra à l'eau ordinaire ou aux eaux chimiquement indifférentes.

3° *Eaux gazeuses*. — Elles exercent à la fois une action stimulante sur les fonctions gastriques, par augmentation du péristaltisme — et une action anesthésiante sur la muqueuse, par le contact de l'acide carbonique qu'elles dégagent.

C'est dire que les hyposthéniques se trouveront bien de l'usage d'eaux, telles que *Pougues* et *St-Galmier*, et que les hypersthéniques devront au contraire s'en abstenir ; en effet, si le dégagement de CO_2 est susceptible de calmer les douleurs de ces derniers, ce gaz, par contre, excite en même temps le fonctionnement de la muqueuse et augmente la sécrétion.

Même chez les hypochlorhydriques, on ne permettra ces eaux que d'une façon modérée ; quant à ceux, dont l'atonie est très prononcée, et aux dilatés, on les interdira, dans la crainte de distendre encore davantage un organe épuisé.

A côté des eaux minérales s'adressant directement à l'estomac, il convient de dire un mot de l'action, sur cet organe, d'autres eaux médicamenteuses, que les dyspeptiques peuvent avoir à prendre, pour une affection ou une diathèse concomitante.

L'eau de *Contrexéville* et l'eau de *Vittel*, employées dans la lithiase biliaire et rénale, ont une minéralisation plutôt faible : respectivement 2 gr. 4 et 1 gr. 8 ; les éléments dominants sont le sulfate de chaux, 1 gr. 50 et 0,45 cg. — le sulfate de magnésie, 0,24 et 0,44 — le bicarbonate de chaux, 0,40 cg. La seconde, en raison de sa teneur plus faible en sulfate de chaux, semble préférable, chez les hyposthéniques ; la première, chez les hypersthéniques. Elles ont l'avantage de combattre la phosphaturie, qui accompagne souvent l'hyperchlorhydrie. Le seul reproche qu'on puisse leur faire est leur manque de légèreté.

Le fer étant un excitant de la sécrétion gastrique, les eaux *ferrugineuses (Bussang, Forges, Orezza)*, ne seront permises qu'aux anémiques hypochlorhydriques ; encore, faudra-t-il surveiller leur action.

Il en est de même des eaux *arsenicales (la Bourboule, le Mont-Dore)*.

Les *eaux chlorurées*, comme *Santenay* (5 gr. de NaCl, à côté de 3 gr. de sulfates et de 0,gr. 10 de chlorure de lithium), *Balaruc, Bourbon l'Archambault, la Motte-les-Bains, Salins-Moutiers*, etc., ne peuvent être données qu'aux hypochlorhydriques, à cause du relèvement du taux de l'acidité qu'elles provoquent. Il en est de même des *bicarbonatées chlorurées*, comme *Châtel-Guyon*.

Parmi les eaux sulfureuses, on utilisera seulement celles dont le degré de sulfuration est faible : *Amélie-les-Bains, Cauterets*, source Mauhourat ; *la Presle, St-Sauveur*, source Hontalade.

CHAPITRE XIX

Les agents physiques

Il y a beaucoup à attendre d'eux, surtout de l'hydrothérapie, pour modifier l'état général des sujets, atteints d'affection de l'estomac. En effet, c'est de l'afflux des impressions venant de la périphérie, que les centres nerveux tirent une grande partie de leur énergie ; les applications externes peuvent ainsi augmenter, diminuer ou peut-être modifier qualitativement la dynamisme des centres, qui sont tous solidaires.

I

Hydrothérapie

L'hydrothérapie a des effets très différents, selon que l'eau est employée froide ou chaude, et sous forme de bains ou de douches, ces dernières ayant une action mécanique, en plus de leur action thermique.

Douches froides générales. — Les douches froides sont excitantes et toniques ; elles ne conviennent qu'aux malades calmes et pourtant peu affaiblis, aux ptosiques et aux hyposthéniques francs. Données en pluie verticale, elles ont leur maximum d'effet, mais ne sont pas à conseiller, car peu de malades peuvent les supporter.

Données en jet plein ou plutôt en *jet brisé*, à la température de 10 à 20°, et pendant 10 à 20 secondes, elles peuvent être essayées chez les hyposthéniques et chez les malades, qui présentent de la ptose gastrique ou générale sans réactions nerveuses marquées.

On peut localiser leur action, en les limitant au creux épigastrique et à la région dorsale, correspondant au plexus solaire (1).

Certains sujets supportent difficilement d'emblée les douches froides ; pour les entraîner et les y accoutumer peu à peu, on peut commencer par les douches *écossaises*.

Après la douche, le malade sera essuyé et frictionné avec un linge grossier ou légèrement rugueux, de manière à augmenter la réaction, et on lui prescrira une marche d'un quart d'heure à une demi-heure.

Douches chaudes. — Les douches chaudes, générales ou locales, sont calmantes et beaucoup plus souvent indiquées ; elles conviennent aux malades excitables, à toutes les dyspepsies avec réactions vives : douleur, spasme, vomissements, etc.

Elles seront données avec une faible pression, pendant une à deux minutes, à une température de 36 à 38°.

Le sujet sera, non frictionné, mais essuyé avec précaution, avec un linge fin et chauffé ; au lieu

-----

(1) Celse conseillait déjà les douches dirigées sur l'estomac ou localisés au tronc (*Traité de la Médecine*, trad. des Étangs, 1846, p. 105).

d'exercice, on prescrira le repos au lit, pour favoriser, augmenter ou prolonger l'action calmante.

Bains. — Les *bains froids* (18 à 25°) de rivière, et surtout de mer, sont toniques ; mais ils ne doivent pas dépasser dix minutes à un quart d'heure, et il est indispensable de se donner de l'exercice ou de nager pendant toute leur durée, pour éviter tout refroidissement.

On recommandera les mêmes précautions qu'après les douches froides : friction, marche, et on y ajoutera, si possible, un pédiluve chaud.

Les *bains tièdes-chauds* (34 à 36°) sont sédatifs. Ils devraient donner de bons résultats chez les malades qui nous occupent. En pratique, ils amènent souvent une faiblesse assez grande, et je les déconseille habituellement.

Affusions et lotions. — Selon leur température, elles ont, quoiqu'à un degré moindre, les mêmes propriétés que les douches, sur lesquelles elles ont l'avantage de pouvoir être faites à la maison.

C'est aux affusions tièdes-chaudes que, d'après mes observations, doit aller la préférence. Elles constituent un moyen excellent et pratique de calmer l'irritation du système nerveux et de faciliter le sommeil.

Le mieux est de les prescrire le soir, au coucher ; étant donnée leur courte durée et l'indifférence de leur température, par rapport à celle de la peau, il n'y a aucun inconvénient à les faire, immédiatement après les repas.

Le sujet, étant debout, dans un tub ou une baignoire, contenant une mince hauteur d'eau chaude, on lui presse cinq ou six fois, devant et derrière le cou, une éponge trempée dans une cuvette contenant de l'eau tiède-chaude, agréable à la peau, et ne devant pas donner une impression de fraîcheur. On termine par un essuyage méticuleux, mais sans friction. Il est indispensable d'avoir les pieds dans l'eau chaude, au moment de l'affusion ; sans quoi, l'eau, venant des régions supérieures du corps, arrive refroidie aux extrémités inférieures, et produit une impression désagréable, souvent suivie de céphalée.

Les affusions et les lotions froides ne sont au contraire guère à recommander ; elles déterminent une sensation très désagréable et un saisissement, qui ne sont pas sans inconvénient, et il leur manque l'effet mécanique des douches froides avec pression.

A côté des douches, bains, lotions, etc., je mentionnerai les *frictions humides*. Soit après le repas, soit à un autre moment de la journée, une friction forte, faite uniquement sur le dos et principalement la colonne vertébrale, avec un linge dur, trempé dans de l'eau aussi froide que possible, donne d'excellents résultats contre la gêne et la lourdeur de digestion avec paresse cérébrale. Cette friction durera moins d'une minute.

Je recommanderai également, dans le même but, la flagellation de la région dorsale, avec un coin de serviette, imbibé d'eau froide.

Applications humides. — Les compresses d'eau *chaude*, appliquées au creux épigastrique, et renouvelées fréquemment, constituent un moyen excellent,

à opposer à toutes les douleurs d'estomac et surtout
aux crises de l'hyperchlorhydrie.

Les *compresses froides*, recouvertes de taffetas chif-
fon et d'ouate, appliquées le soir au coucher, et gar-
dées toute la nuit, exercent quelquefois une action
sédative, mais surtout tonique et révulsive, qu'on
mettra en usage chez les atoniques et les ptosiques,
sans douleurs vives.

Les applications de glace, au creux épigastrique,
augmentent la sécrétion du suc gastrique : 38 c. c.,
dans une expérience de Kasanski, contre 27 c. c.
à l'état normal (1). C'est une donnée à se rappeler,
en face d'une hémorrhagie par ulcère.

Les *compresses d'alcool* ont été recommandées par
Esmonet, de Châtel-Guyon ; elles ne diffèrent, en
somme, en rien des mélanges alcooliques (alcool
camphré, baume de Fioraventi, etc.), employés depuis
longtemps sous la même forme, contre les douleurs
gastriques, ou dans un but de révulsion locale.

II

Massage

Le massage de l'estomac peut rendre de grands services dans certains cas : ptose, atonie franche, sténose
incomplète du pylore ; mais il demande une main
très experte, et ne saurait être conseillé à la légère.
Outre la crainte d'avoir affaire à un masseur inexpé-
rimenté en la matière, et habitué surtout à pétrir les

----

(1) Cité par Roger. *Digestion et nutrition* (1910), p. 459.

muscles du dos, de la poitrine et des membres, il convient de ne pas oublier que tous les estomacs sont loin de retirer un bénéfice de ce moyen physique.

Le massage de l'estomac a une action excitante ou sédative, selon la manière dont il est pratiqué. D'une façon générale, il diminue le séjour des aliments dans la cavité gastrique.

Le massage *calmant* doit être superficiel. Il comprend l'effleurage et les vibrations superficielles.

L'*effleurage* se pratique avec la face palmaire des mains ; pendant qu'une main, posée à plat sur le creux épigastrique, pivote autour de la paume, en allant de haut en bas et de gauche à droite, l'autre main exécute, avec la pulpe des doigts, le même mouvement de droite et à gauche.

Les *vibrations superficielles* se pratiquent en imprimant à la main posée à plat, une série de petits mouvements parallèles à la peau, le plus rapides possible.

Ces deux variétés de massage donnent des résultats immédiats, dans la plupart des crises douloureuses d'origine nerveuse.

Le massage *excitant* ou *stimulant* peut être superficiel ou profond.

Le massage *superficiel* excitant, qui consiste en *tapotements, percussions,* faites avec la pulpe des doigts ou en *hachures,* pratiquées avec le bord cubital de la main, agit comme stimulant de l'appétit, si on le fait avant le repas, comme favorisant l'évacuation de l'estomac, si on y a recours après. Il est, par conséquent, nettement indiqué dans l'hyposthénie et la dilatation atonique ; dans l'hypersthénie, dans l'ulcère en évolution ou guéri depuis peu et dans toutes les formes où prédomine le symptôme douleur, il paraît contre indiqué.

Le massage *profond* consiste en *foulements*, c'est-à-dire qu'on déprime lentement et profondément la paroi abdominale, puis qu'on la laisse revenir sur elle-même, cette manœuvre étant répétée plusieurs fois de suite, — en *pétrissage*, qui se définit par son nom même, mais qui doit être pratiqué avec une grande douceur, — en *vibrations profondes*, qui consistent dans les mêmes mouvements que les vibrations superficielles, associés au foulement.

Le massage profond, à recommander surtout dans les cas de dilatation par atonie, avec évacuation tardive de l'estomac, est rendu plus efficace, lorsque l'on fait coucher le malade sur le côté droit, et que les manœuvres précédentes sont exécutées de gauche à droite.

Ce massage sera pratiqué pendant une demi-heure ou une heure, après le repas ; les séances ne dureront pas plus de cinq minutes, chez les malades très affaiblis, ou d'un quart d'heure, chez ceux dont l'état général est satisfaisant. Il sera évité chez les sujets hyperexcitables, qui pourraient présenter à sa suite, des manifestations nerveuses.

III

Electricité

Courant continu. — Quoique l'action de l'électricité soit moins prononcée, quand on opère sur les téguments que lorsqu'une électrode est placée à l'intérieur de l'estomac, les expériences, faites à ce sujet, ont démontré que, lorsqu'un pôle est appliqué sur le creux épigastrique, et l'autre dans la région dorsale, au niveau de l'estomac, il y a augmentation de la sécrétion, au point de vue de la quantité et de l'acidité.

Les courants continus pourront donc être utilisés après les repas, dans les cas où la sécrétion est appauvrie.

Pour Iscovesco pourtant, le courant continu détruirait la pepsine, d'une façon proportionnelle au temps d'application et à l'intensité du voltage (1).

Contre les douleurs profondes, Delherm a eu l'idée d'employer les courants continus à haute intensité, en se servant de larges électrodes, et en allant jusqu'à 100 ou 200 milliampères, pendant une demi-heure ; il aurait ainsi obtenu une régression rapide des phénomènes douloureux.

Faradisation. — Un pôle étant placé au cou, sur le pneumo-gastrique, et l'autre sur la région de l'estomac, les courants faradiques agissent de la même façon et sont indiqués dans les mêmes cas.

Ils agissent encore sur les douleurs superficielles.

On a essayé, pour augmenter la contraction de la musculature, l'*électrisation intra-gastrique*, les deux pôles étant introduits dans l'estomac ; mais, les divers expérimentateurs, qui ont mis en pratique ce procédé, sont arrivés à des résultats différents. Pour certains, comme Laquerrière et Delherm, il n'y aurait aucune contraction appréciable de l'organe, ni avec le courant continu, ni avec le courant faradique. Pourtant,

---

(1) Société de Biologie (17 juillet 1909).

MM. Aubourg et Lebon ont constaté par l'examen radioscopique, que l'excitation directe des fibres de l'estomac, au moyen du courant galvanique, amené par une sonde, provoque immédiatement l'évacuation de l'organe. Cette méthode indolore semble indiquée dans les cas d'atonie ou de ptose gastrique (1).

En utilisant le courant faradique (bobine à fil fin), un pôle étant placé dans l'estomac, au voisinage du pylore, l'autre en un point quelconque de la surface du corps, on obtiendrait une contraction marquée de la musculature gastrique.

Mais, ces deux méthodes ne sont pas du domaine de la pratique courante et il n'y a pas lieu de s'y arrêter.

Quant à l'électrisation externe, malgré les résultats qu'elle donne dans certains cas, c'est un mode de traitement qui semble, en général inférieur à l'hydrothérapie et aux médicaments, parce que ses effets sont difficiles à déterminer exactement, et que le système nerveux général et gastrique risque de réagir d'une façon différente de celle qu'on veut provoquer.

IV

Gymnastique des muscles abdominaux.

La gymnastique, vers laquelle un juste mouvement de faveur se fait, depuis quelques années, joue

---

(1) Académie de Médecine (11 avril 1911).

un rôle énorme, par les modifications qu'elle peut apporter dans la physiologie musculaire générale. Les organes abdominaux, en contact presque immédiat avec la paroi, sont les premiers à être influencés par certains exercices spéciaux, de même que le diaphragme.

J'ai parlé, auparavant, de l'auto-lavage de Bourget, comme facilitant l'évacuation de l'estomac, ainsi que de la manœuvre de Chilaïditi.

À côté de ce procédé de gymnastique un peu à part, toute une série d'exercices contribuent au renforcement de la paroi abdominale, et les mouvements imprimés à cette paroi agissent immédiatement sur l'estomac et l'intestin.

Dans la position debout, le sujet, les mains aux hanches, se tient en équilibre sur un pied et, alternativement, fait des mouvements d'élévation des cuisses — des mouvements de flexion du tronc, à gauche et à droite, en avant et en arrière — des mouvements d'accroupissement et de redressement.

Dans le décubitus dorsal, on peut exécuter des mouvements de flexion du tronc sur les cuisses, que j'ai indiqués, à propos du traitement physique de la constipation — des mouvements inverses de flexion des jambes sur l'abdomen, les membres inférieurs arrivant à faire un angle droit avec le tronc.

Dans le décubitus ventral, en prenant appui, uniquement sur la pointe des pieds et les mains, les bras étant allongés et raidis, le patient s'éloigne et se rapproche alternativement du sol, faisant ainsi travailler fortement ses muscles abdominaux.

Ces divers moyens, qu'on mettra en usage, de préférence le matin à jeun, pendant cinq minutes à un quart d'heure, sont à conseiller à tous les sujets, atteints d'atonie musculaire générale.

V

Climatothérapie et changement de milieu.

Ainsi que je l'ai dit au début de ce travail, en montrant la sensibilité de l'estomac vis-à-vis de facteurs nombreux, le changement de climat et de milieu est utile à tous les dyspeptiques.

Ayant devant les yeux un autre horizon ; éloignés de leurs affaires, des soucis et du bruit de la ville ; occupant les divers moments de la journée d'une façon toute différente de celle dont ils étaient coutumiers, c'est toute une modification de chaque instant, qui est apportée à leur système nerveux et à leur plexus solaire.

Du jour au lendemain, se trouvent ainsi améliorés des malades qui, malgré un traitement correct et des soins assidus, manquaient d'appétit, éprouvaient des douleurs, ou souffraient de leurs digestions.

On a coutume de dire : c'est l'imagination. Ceci est peut-être vrai chez certains ; mais, on obtient le même résultat chez de jeunes enfants, qu'on ne saurait soupçonner d'auto-suggestion, et l'on ne peut guère nier qu'il y ait, dans le voyage et dans un séjour en pays inconnu, changement complet d'excitations périphériques, chose bien matérielle, qui détermine forcément un changement dans la manière de sentir.

Tout doute disparaît, au sujet du mode d'action du changement de milieu, quand le malade, habitué à vivre dans la plaine ou la grande ville, se trouve transporté à une altitude de 1.000 mètres, dans un pays tranquille et peu fréquenté. La variation de pression atmosphérique, la pureté et la sécheresse de l'air, la température moindre agissent sur les échanges nutritifs, qui reçoivent une stimulation bienfaisante. Egger a constaté qu'à une altitude de 1.800 mètres, le nombre des globules sanguins augmente, en moins d'une semaine, d'un million par millimètre cube. Sans doute, il y a à tenir compte, dans cette modification, de la concentration plus grande du liquide sanguin, par chasse du sérum dans les tissus, laquelle résulte du tonus plus prononcé de l'arbre artériel ; mais, il n'en est pas moins vrai que les hautes altitudes exercent une action éminemment tonique sur toutes les fonctions de l'organisme.

Les stations de 1.500 mètres et au-dessus seront réservées aux malades, qui ont conservé un bon état général, et qui peuvent adapter leur organisme au nouveau milieu, dans lequel ils sont transportés.

En général, on se contentera d'une altitude de 1.000 à 1.500 mètres (en France : Thorenc, la Preste, le Mont-Dore, le Revard, les Contamines, Barèges. Sur la frontière du Jura : Saint-Cergues, Sainte-Croix, les Rasses, Mauborget, Weissentein). En Suisse, on aura le choix parmi les nombreuses stations bernoises, lucernoises, valaisanes, vaudoises. On aura soin de choisir une station abritée des vents, et on fera la cure en juillet et août, à l'époque où la chaleur est très forte dans les villes, et où l'air des campagnes de la plaine est chargé de poussières.

Les altitudes basses, de 4 à 800 mètres : Gérardmer, Bagnères-de-Bigorre, Brides, Salins-Moutiers, Bussang, Divonne-les-Bains, St-Nectaire, St-Sauveur, Vernet-les-Bains, conviendront aux sujets, dont la nutrition est fortement atteinte, et qui souffrent de violentes palpitations de cœur, aux rhumatisants, et à ceux, dont l'anémie est très prononcée.

On choisira rarement les bords de la mer comme lieu de villégiature, car les nerveux supportent mal, en général, l'excitation déterminée par l'air chargé de sel marin, et par le vent, qui ne manque presque jamais sur les côtes. En été, on pourra tenter un séjour sur les plages tranquilles et bien abritées de la côte ouest de la France ; en hiver, sur les bords de la Méditerranée.

CHAPITRE XX

Importance de la bonne statique abdominale.

Chez un grand nombre de dyspeptiques, principalement les femmes, la sangle musculaire abdominale est insuffisante et relâchée, aboutissant souvent à l'atonie complète. A la palpation la plus sommaire, on sent que le ventre est positivement effondré ; la main le déprime et y pénètre, avec la plus grande facilité, arrivant de suite jusqu'à la colonne vertébrale. L'atonie est parfois si prononcée, qu'il peut arriver, chez les sujets particulièrement amaigris, qu'on voie se dessiner, à travers la paroi, le cœcum ou même la masse intestinale tout entière ; j'ai observé, l'an dernier, deux malades, chez lesquelles les mouvements vermiformes étaient des plus nets, sans qu'il pût être question d'oblitération ou de sténose intestinale.

Lorsque ces malades sont debout, ils éprouvent rapidement une fatigue générale avec lourdeur lombaire, qui les empêche de marcher, pendant une heure de suite ou quelquefois moins, et qui s'accompagne de mal de tête, de pâleur de la face, de tendance au vertige. D'autres sont constamment poussés à s'asseoir, même quand leur profession les en empêche, et ils éprouvent un grand soulagement, lorsqu'ils peuvent s'allonger, ne fût-ce que d'une façon passagère.

Plus souvent, l'atonie pariétale a besoin d'être recherchée. La main, palpant avec l'extrémité des doigts réunis et tenus verticalement, perçoit, au niveau de la ligne blanche, une laxité, qui n'existe pas latéralement ; si on ordonne au patient de passer de la position horizontale à la position assise, c'est-à-dire de contracter ses muscles abdominaux, une esquisse de hernie apparaît entre les droits.

D'autres fois, et cela se passe habituellement chez des personnes ayant encore de l'embonpoint et un poids au-dessus de la moyenne, la palpation, même forte, n'arrive que difficilement à déprimer la paroi, dans le décubitus dorsal ; on a l'impression que la tonicité pariétale est bonne.

Mais, lorsqu'on examine ces mêmes sujets dans la position debout, on se rend nettement compte, par la vue, de l'abaissement et de la chute de la portion sus-pubienne de la paroi ; de plus, avec les mains, on peut faire subir à cette région un mouvement d'ascension souvent très prononcé, mouvement qui, en général, amène une impression de mieux-être.

On ne peut juger de la tonicité de la paroi abdominale autrement que dans la position verticale ; c'est là une donnée élémentaire de séméiologie, qu'on oublie trop facilement.

En même temps, ou d'une façon isolée, la statique intra-abdominale laisse souvent à désirer. On ne saurait croire combien de femmes ont un rein droit mobile ou flottant, sans en souffrir localement ; dans toute exploration abdominale, il est nécessaire de palper avec soin la région sous-hépatique, pour ne pas laisser passer cette ptose extrêmement fréquente.

On a une tendance à croire que le rein mobile est surtout l'apanage des femmes ; souvent, on le rencontre chez de toutes jeunes filles, presque des enfants, ayant une belle apparence de santé, et chez lesquelles on ne le soupçonnerait pas. Je viens encore de voir, ces jours-ci, une fillette de 14 ans, grande et forte, dont le pôle inférieur du rein droit se trouve presque au niveau de l'ombilic, dans le décubitus dorsal.

Cette chute du rein s'accompagne de temps en temps d'une ptose hépatique partielle, le bord inférieur débordant de deux à trois travers de doigt, dans la position horizontale — et de ptose gastrique.

Qu'il s'agisse de troubles statiques périphériques ou internes ; que ceux-ci soient la cause — et cela est fréquent — ou la conséquence de l'état gastrique qui les accompagne, par nutrition défectueuse, toujours est-il qu'ils demandent à être modifiés au début de tout traitement ; c'est fréquemment à leur suppression qu'est due l'amélioration de la gastropathie qui les accompagne.

La thérapeutique active des ptoses abdominales consistera dans les exercices de gymnastique énumérés précédemment — la thérapeutique passive, dans le port constant d'une sangle, genre Glenard, qui donne des résultats presque toujours excellents. Au début de son application, elle gêne quelquefois ; mais, il est rare qu'au bout de quelques jours, le soulagement apporté ne soit tel que la malade ne peut plus quitter sa ceinture, sans avoir un malaise immédiat.

Il est surtout remarquable de constater que des

dyspepsies invétérées, qui avaient résisté à tous les traitements et à tous les régimes, sont améliorées à un haut degré, à partir du jour où le bas-ventre a été remonté, où l'estomac a pu mieux évacuer son contenu dans l'intestin, où les tiraillements exercés sur les centres sympathiques abdominaux, par les organes ptosés, ont été supprimés ou très diminués. J'ai vu récemment un cas de constipation très ancienne, n'ayant pas cédé à la médication la plus variée, être guéri radicalement par la sangle.

On a dit, après l'avoir vérifié aux rayons X, que la sangle allait à l'encontre du but qu'elle se proposait, et qu'au lieu de remonter l'estomac, elle l'abaissait.

Ceci est exact, si l'on n'a pas auparavant déterminé, d'une façon exacte, le niveau du bord inférieur de l'estomac.

On y arrive facilement, soit au moyen du procédé de la *douleur-signal* de Leven, dans la position debout, soit au moyen de la *palpation profonde*, qui est très praticable chez les sujets amaigris et atones, et sur laquelle j'ai insisté ailleurs (1).

Je rappelle que la recherche du bruit de clapotage ne peut fournir que des résultats très approximatifs pour la délimitation du bord inférieur de l'estomac ; en effet, une secousse imprimée *au-dessous* de cet organe se transmet à lui, chez les malades atones et, si l'on fixe la limite inférieure de l'estomac au niveau où le bruit de clapotage cesse de se produire, on commet une erreur de plusieurs centimètres.

Une fois la limite trouvée, le patient étant dans le

---

(1) *Exploration manuelle de l'estomac et en particulier sa palpation directe et profonde* (1912).

décubitus horizontal, on se rappellera que le fond de l'estomac subit un mouvement de descente de trois ou quatre travers de doigt, en moyenne, du fait du passage dans la position verticale.

Après avoir indiqué, au crayon dermographique, la limite du bas-fond gastrique, il faudra donc tracer un second trait horizontal, à trois ou quatre doigts sous le premier, ce second trait indiquant le niveau maximum, auquel la sangle devra arriver.

La sangle devra avoir 12 ou 14 cm. de hauteur, en moyenne ; chez beaucoup de malades, 14 cm. seront de trop. Il arrive quelquefois que, en raison de la grande descente de l'estomac, aucune ceinture ne puisse être appliquée, celle de 10 cm, si elle existait, remontant plus haut que le fond de l'estomac ; mais ceci est exceptionnel.

Chez les sujets très amaigris, il existe, même dans la position debout, un vide entre la paroi abdominale et la sangle ; ceci est dû à la proéminence des crêtes iliaques. Dans ce cas, il faut, d'une part, protéger les épines iliaques, en adaptant un coussinet de flanelle ou d'ouate, à droite et à gauche de la sangle — d'autre part, intercaler un autre coussinet de forme allongée, au milieu de la sangle. On trouve dans le commerce des ceintures munies de pelotes pneumatiques, qui remplissent fort bien ce but, et qu'on ne saurait trop recommander.

Habituellement, les sangles sont munies de sous-cuisses, destinés à en empêcher l'ascension ; c'est là un accessoire inefficace et gênant. S'ils sont très serrés, ils maintiennent la ceinture en bonne position, c'est-à-dire en situation basse ; mais ils déterminent de la gêne et souvent même un traumatisme. S'ils sont lâches, ils n'empêchent pas la sangle de remonter ; elle devient alors inutile et peut même être nuisible, si elle dépasse le niveau du fond de l'estomac ou du rein ptosé. Le mieux, chez les femmes, est de munir la sangle de quatre jarretelles : deux en avant, deux en arrière.

Je demande pardon au lecteur de ces détails de corsetier ; ils ne figurent pas dans les ouvrages médicaux, et ils sont néanmoins importants à connaître.

CHAPITRE XXI

Le repos et l'exercice dans les affections de l'estomac.

Quoique voyant fréquemment la chose, je reste toujours étonné, quand un malade amaigri, anémié et ptosique me dit qu'on lui a conseillé de faire beaucoup d'exercice, surtout des marches prolongées. Je me demande en vertu de quelle idée on peut faire à ce genre de patient une telle prescription ; le résultat, en effet, en est patent : augmentation de l'amaigrissement, des troubles gastriques, et de la chute viscérale.

Pour améliorer ces malades, ces déséquilibrés du ventre, il est nécessaire de prescrire un repos, aussi complet que possible, au moins pendant quelques semaines. On n'autorisera le lever que vers 9 ou 10 heures du matin ; le patient fera une courte promenade en voiture, se recouchera, avant son déjeuner, et gardera le lit jusqu'à 4 ou 5 heures, pour s'y remettre à nouveau à 7.

Il en sera de même pour les sujets particulièrement nerveux, qui ne peuvent supporter aucun bruit ou qui, étant au courant des menus détails de leur intérieur, qu'ils voient exécuter devant leurs yeux, sont agacés par une foule de petites choses, qu'ils jugent mal faites.

C'est pour cette raison que, dans un certain nombre de cas, il est urgent de soustraire le sujet à son milieu habituel, et de l'envoyer, non dans une ville d'eaux, où la fameuse distraction, qu'on vante tant, ne fait qu'augmenter toutes ses misères, mais dans une campagne calme ou sur une hauteur d'altitude moyenne, où il sera presque isolé.

Le séjour au lit, ou sur une chaise longue, que tant de malades redoutent, jusqu'à ce qu'ils en aient goûté les bienfaits, agit d'abord en empêchant toute fatigue, qui porterait sur les centres cérébro-spinaux : station debout, marche, travail de bureau, excitation par la lumière trop vive ou le bruit du dehors, etc.

Il agit aussi, en réduisant au minimum les dépenses organiques, ce qui permet au malade, non seulement de ne plus maigrir, mais encore de prendre un peu d'embonpoint avec une alimentation, qui semble théoriquement insuffisante : par exemple, quatre potages, faits avec 300 ou 400 grammes de lait et un jaune d'œuf.

La cure d'horizontalité agit surtout parce qu'elle supprime le tiraillement, que la pariétoptose et la viscéroptose abdominales exercent sur les centres sympathiques, et qui entraîne un état de fatigue prononcé, des douleurs de reins et de ventre, quelquefois une tendance à la syncope, après une marche même peu prolongée. On voit des malades incapables de rester debout, une heure, sans éprouver des malaises.

La cure d'horizontalité est également utile en ce qu'elle facilite l'évacuation de l'estomac, qui ne forme plus une poche descendant souvent très bas, et dont la limite inférieure est très au-dessous de la bouche pylorique, d'où stagnation des aliments et même des liquides.

Aux malades qu'on tiendra ainsi étendus, une

grande partie de la journée, il faut interdire les visites trop fréquentes, qui leur déplaisent quelquefois et les fatiguent souvent.

Les patients n'acceptent pas toujours d'emblée ces perspectives, qui leur semblent bien à tort effrayantes; mais, au bout de quelques jours d'essai, ils éprouvent un tel soulagement qu'ils sont entièrement gagnés à la cause.

On accuse couramment le séjour au lit de provoquer de la faiblesse. Ceci est peut-être vrai pour une personne en bonne santé, qu'on contraindrait à ce grand repos et qui, mangeant, de ce fait, peut-être moins, d'autre part, n'étant plus soumise aux excitations continues de la vie au dehors, éprouverait une diminution d'activité dans ses phénomènes vitaux. Mais, cette accusation porte complètement à faux, quand il s'agit de ces innombrables malades, affaiblis, détraqués depuis des années, qui souffrent de partout, et auxquels leur entourage, et souvent les médecins conseillent de se surmonter, de prendre de l'exercice, de se distraire, etc., regrettable indication, qui a comme conséquence une augmentation de tous les malaises et de l'amaigrissement. Le séjour au lit répare et empêche les pertes organiques, calme l'irritation des centres nerveux, et augmente les forces, bien loin de les diminuer.

Le dyspeptique, même lorsque son affection est peu prononcée, doit, pendant au moins une demi-heure, être au repos complet après son repas, c'est-à-dire ne pas marcher, ne pas travailler au ménage, s'il s'agit d'une femme qui s'y croit obligée, et ne pas lire ou écrire; il faut laisser l'estomac emprunter au reste de l'organisme l'énergie, dont il a besoin, pour mettre en route la digestion ; de plus, la position penchée en avant a pour effet de comprimer l'estomac, qui n'a plus sa liberté d'action et, peut-on dire, de mouvement.

On recommandera la position horizontale ou demi-horizontale sur un fauteuil ou une chaise longue, le corps reposant sur le côté droit, pour permettre, aussi bien aux malades atteints de spasme pylorique qu'à ceux chez lesquels l'atonie est la note dominante, le plus libre passage du contenu gastrique dans l'intestin (1).

Chez les dyspeptiques dilatés, dont l'estomac a beaucoup de peine à se vider, et chez les ptosiques, il faudra attendre davantage, et conseiller plutôt une légère promenade, immédiatement avant de se mettre à table ; chez eux, l'après-midi ne sera jamais trop consacrée au repos.

Tous les malades se trouvent bien de se mettre au repos complet après leur repas de midi ; mais, il est préférable de fuir le sommeil que de s'y laisser aller, à un moment où le corps n'a jamais été habitué à entrer dans l'engourdissement, qui accompagne cet état physiologique.

Il n'en est plus de même après le repas du soir.

Il y a avantage pour presque tous les dyspeptiques, à se coucher, immédiatement après qu'ils ont quitté la table. Je n'ignore pas qu'on a prétendu que cette

---

(1) Je crois pourtant avoir remarqué que chez les grands dilatés, dont l'estomac est abondamment rempli d'aliments, de boissons et de liquide d'hypersécrétion, la position latérale est mauvaise, sans doute à cause de la masse trop grande de chyme, qui tente de forcer le pylore, et contre laquelle celui-ci résiste par un spasme. La position dorsale avec légère inclination à droite semble préférable chez ces malades.

manière de faire était mauvaise ; je me demande pourquoi, depuis des années. Quand les malades sont peu atteints, on peut se contenter de leur conseiller de se mettre dans un fauteuil, en attendant une heure, qui leur plaît davantage pour aller au lit : mais on sera intransigeant pour les grands dilatés.

Bien des patients récriminent, je le sais, sous le prétexte qu'ayant un mauvais sommeil, ils dormiront encore moins, en se couchant tôt. Ils ne tardent pas à se rendre à l'évidence, car un repos plus grand calme l'irritation de leur système nerveux, et augmente au contraire la durée de leur sommeil.

Les longues marches ou la station debout prolongée seront déconseillées ; le système nerveux central se trouve irrité par l'intermédiaire de la moëlle, à laquelle est d'abord transmise la fatigue ; cette irritation gagne le plexus solaire, et les symptômes gastriques se trouvent augmentés. De plus, la station debout prolongée est mauvaise, au point de vue purement mécanique, en ce qu'elle permet à la masse alimentaire, contenue dans l'estomac, d'agir sur ce dernier, à la façon d'un poids, et de l'abaisser (1) ; qu'elle l'empêche ainsi de se vider et surtout qu'elle exerce un tiraillement sur le plexus solaire.

Toutes les fatigues physiques, de n'importe quelle nature, sont interdites au dyspeptique ; mais, il n'y a aucun inconvénient, au contraire, à lui ordonner un exercice modéré, sous forme de courtes promenades

---

(1) Outre le poids des aliments, il y a aussi à tenir compte du poids du liquide d'excrétion ou d'hypersécrétion, qu'on rencontre dans la dilatation d'estomac, et qui est souvent de plus d'un litre, c'est-à-dire de plus d'un kilo.

répétées dans la journée, à pied, à cheval ou à bicyclette, canotage, etc.

Les veilles prolongées, les soirées, le théâtre, qui causent de la fatigue et diminuent la dose habituelle de sommeil, devront être évités, sous peine de voir le lendemain, l'estomac plus malade, même avec le régime alimentaire le meilleur.

Les excès de travail intellectuel sont également nuisibles, surtout après les repas.

Dans la journée, on s'efforcera, dans la mesure du possible, d'intercaler des périodes de repos dans celles de travail ou de promenade. Ceci peut très souvent être obtenu. C'est ainsi que beaucoup de femmes, à quelque classe qu'elles appartiennent, sont debout, presque toute la matinée, occupées à vaquer aux soins du ménage ou à surveiller leur personnel ; or, bien des petits travaux peuvent se faire, aussi bien dans la position assise que debout, surtout dans la classe ouvrière.

Il est bien certain que les patients, obligés par leur profession d'être debout 12 heures par jour (conducteurs de tramways, facteurs, inspecteurs de grands magasins, vendeurs et vendeuses, etc.), ne peuvent suivre cette prescription ; elle n'en est pas moins bonne à conseiller chez les autres.

D'une façon générale, il est indispensable que le corps soit au repos après le repas ; la plus simple observation le montre. Tout le monde sait que n'importe quel animal se couche, après avoir mangé, et qu'un cheval ou un chien est incapable de trotter ou de courir, quand il vient de finir son avoine ou sa pâtée. Faut-il rappeler l'expérience de Magendie ?

Deux chiens de même taille font le même repas ; l'un reste enfermé et se couche ; l'autre court pendant une heure. On les tue en même temps ; l'estomac du premier est presque vide, celui du second contient la presque totalité des aliments ingérés.

Je tiens à insister sur cette nécessité du repos complet immédiatement après le repas. Beaucoup de malades croient bien faire, en se livrant à la marche, à peine la dernière bouchée avalée, et presque tous les médecins la leur prescrivent d'une façon uniforme. Chomel ne disait-il pas qu'on digère avec ses jambes, autant qu'avec son estomac ?

Que les malades peu atteints, et dont la statique abdominale est bonne, fassent une promenade, une demi-heure ou une heure après leur repas, il y a là peut-être un avantage, au point de vue de la digestion ; mais, cette pratique a de grands inconvénients pour ceux très nombreux, qui ont de la dilatation ou de la ptose.

Par contre, certains dyspeptiques, ayant une vie très sédentaire, restant enfermés dans un bureau, dix ou douze heures par jour, et ne prenant pas une heure d'exercice sur vingt-quatre, ne peuvent souvent guérir qu'à la condition de mener une existence plus conforme à la nature. A ceux là, on conseillera, au contraire, tous les sports, qui leur vaudront souvent mieux que la meilleure médication.

CHAPITRE XXII

Traitement général tonique

La plupart des dyspeptiques sont affaiblis, amaigris et leur état général laisse beaucoup à désirer. Habituellement, ils s'évertuent à épuiser sans aucun résultat de nombreux produits, dits toniques ; on comprend qu'il en soit ainsi, car la première des conditions, pour fortifier les malades de ce genre, est de soigner l'estomac, afin que celui-ci puisse accepter une plus grande quantité de nourriture et en tirer un meilleur parti, soit par son action propre, soit en troublant moins la digestion pancréatique et intestinale.

Les malades commenceront donc par se soumettre au repos et au régime alimentaire indiqués, en insistant d'autant moins sur les légumes verts et d'autant plus sur les légumes secs, les pâtes, le poisson et les œufs qu'ils seront plus affaiblis. Souvent, une nourriture suffisante, jointe à un grand repos, suffit à améliorer le poids et l'état général.

D'autres fois, le patient, habitué à prendre de la viande, du vin et des graisses, et brusquement sevré de ces aliments ou boissons, ne parvient pas à remonter le courant, ou bien son état gastro-intestinal favorise l'apparition de la tuberculose pulmonaire (1).

---

(1) Il ne saurait être question ici de la dyspepsie des tuberculeux, mais de la tuberculose ou de la prétuberculose, qu'on rencontre souvent chez les dyspeptiques, et qui est, sinon causée, du moins favorisée par le mauvais état des voies digestives.

Il faut alors avoir recours aux toniques. Mais, un choix judicieux devra être fait, parmi les nombreux médicaments de l'arsenal thérapeutique moderne, auxquels on attribue trop facilement des propriétés reconstituantes : certains, en effet, non supportés par l'estomac, sont non seulement inefficaces, mais nuisibles.

On laissera d'abord de côté tous les vins pharmaceutiques, quels qu'ils soient, à base de quinquina, de fer, de kola, de coca, etc., qui ne servent qu'à donner un coup de fouet tout à fait passager, auquel succède une faiblesse plus grande qu'auparavant, et qui, soit à cause de leur degré alcoolique, soit à cause de la nature du principe actif qu'ils contiennent (fer, par exemple), provoquent ou augmentent les douleurs d'estomac ou d'intestin, la constipation, la céphalée, etc. Tous ces vins, chez les dyspeptiques, sont beaucoup plus nocifs qu'indifférents ; on s'en convainc très facilement par la simple observation. Du reste, des vins même moins forts, ne contenant aucun médicament, et n'agissant que par leur alcool, tels que le muscat, le frontignan, etc., pris une seule fois, en passant, à la dose d'un petit verre, suffisent pour amener des troubles, chez les malades en cours de traitement, et qui cèdent à la tentation.

On se défiera surtout des potions à base de kola, cannelle, strychnine, etc., qu'on voit trop souvent distribuées aux dyspeptiques, comme si ceux-ci étaient des pneumoniques, ayant besoin d'un coup de fouet passager.

On laissera également de côté les préparations ferrugineuses, sous forme de cachets et surtout de pilules ; elles ont des inconvénients sur tout le tube digestif, et, sauf chez les personnes devenues anémiques d'une manière *accidentelle*, elles n'ont à peu près jamais donné le moindre résultat, dans les cas d'affaiblissement chronique constitutionnel.

On voit quelquefois des sujets souffrant de l'estomac, et se sentant décliner, se mettre à l'huile de foie de morue, pour se remonter ; j'ai vu souvent des parents en donner à leurs enfants, dans ces conditions. Tous les dyspeptiques, les hypersthéniques aussi bien que les hyposthéniques, feront bien de s'en garder, s'ils ne veulent voir leur état s'aggraver.

Quant à la coca, kola, caféine, etc., au lieu d'être des aliments d'épargne, ils sont plutôt des moyens de dépense qui, dans un temps donné, font consommer davantage à l'organisme, ou masquent, sans les supprimer, les déperditions qu'il éprouve. Les arsénicaux sont tous mal supportés.

Parmi les éléments de la nourriture dite fortifiante, on évitera, conformément aux indications données au chapitre du régime alimentaire, les aliments riches en calories, mais que l'estomac ne tolérerait pas : beurre en grande quantité, chocolat, cacao, pain de gluten ou d'amande, etc.

On aura, par contre, recours, avec succès le plus souvent, au *jus de viande* ou à la *viande crue pulpée*, mélangée à un potage tiède ou à une purée de légumes. On commencera par 50 gr. par jour, pour arriver à 100 ou 150 grammes (1). Elle est habituellement

---

(1) Dans le bœuf, on choisira la tranche ; dans le mouton, le gigot ou les côtes premières ; dans le cheval, la tranche ou la culotte. La viande de cheval, qui est la moins chère de

bien supportée, même par les hyperchlorhydriques, parce qu'elle quitte rapidement l'estomac, et lui demande, sous cette forme, un travail réduit.

On s'adressera également aux dérivés de la caséine (*plasmon, nutrase, tropon, sanatogène, eucasine, etc*). La *somatose* ne peut être employée qu'à doses faibles; à haute dose, son azote n'est pas assimilé (Kühn et Volker) et elle irrite l'estomac.

Les *sels de chaux* jouent un rôle physiologique important; ils sont indispensables aux muscles, aux nerfs et à la circulation : fonctionnement du cœur et tension sanguine. L'acide phosphorique est un stimulant de premier ordre, pour les fonctions vitales. D'autre part, toute irritation digestive, si minime qu'elle soit, augmente, selon Lœper (1), les déchets calcaires de l'intestin ; on sait de même depuis longtemps que la phosphaturie (phosphate de chaux, entre autres), est fréquente chez les dyspeptiques, surtout les hyperchlorhydriques.

Aussi, les sels de chaux doivent-ils faire partie du traitement de tout gastropathe, soit pour diminuer ses déperditions, soit pour prévenir celles qui pourraient se produire. Ils le doivent d'autant plus que les recherches de Delezenne ont démontré qu'ils sont indispensables à la digestion des albumines par le suc pancréatique.

Le meilleur moyen de les administrer est d'avoir recours aux phosphates végétaux, sous forme de bois-

---

toutes, est plus riche en azote que celle de bœuf et de mouton, selon Bernheim ; elle expose moins au tœnia, aux autres parasites et surtout à la tuberculose.

(1) *Leçons de pathologie digestive* (1911), p. 250.

son aux repas (eau d'orge (1), décoction d'avoine ou de céréales : bouillon de Méry ou de Comby) — et de potages au gruau d'avoine, à l'orge et à la farine de blé ; le poisson, le fromage, les œufs, le lait en contiennent également beaucoup. Comme médicaments, on s'adressera au *phosphate de chaux*, qui, s'il n'est pas assimilé, est absorbé en partie (Manquat), et au *carbonate de chaux*, ces médicaments faisant du reste partie de l'arsenal thérapeutique gastrique : 1 à 5 gr. par jour, avant ou après les repas, mélangés à d'autres poudres — au *lactophosphate et au chlorhy-dro-phosphate de chaux* ; la solution du Codex contient 0,25 par cuillerée à soupe ; on en prescrira de deux à quatre par jour, au début des repas — au *biphosphate de chaux* (ou phosphate monocalcique) : 0,50 cg. à 1 gr. par jour, en solution.

Mais, de tous les sels de chaux, le plus assimilable est le *chlorure de calcium :* 0,50 cg. à 1 gr. par jour, en solution. Ce sel possède, de plus, l'avantage important d'être zymosthénique ; comme la kinase intestinale, il tranforme, à dose infinitésimale, le trypsinogène en trypsine.

A côté de ces médicaments, qui sont des calcifiants directs, prennent place les *calcifiants indirects*, qui ne contiennent pas de chaux, mais favorisent sa fixation dans l'organisme ; ce sont les *préparations phosphorées.*

Parmi ces médicaments, l'*acide phosphorique*, excel-

---

(2) Une décoction de 30 gr. d'orge ou de blé concassé, dans un litre d'eau, bouillie une à deux heures et filtrée à la chausse, contient 0 gr. 11 à 0 gr. 14 de phosphore total, dont 0 gr. 07 à 0 gr. 09 de phosphore organique (Gautier. *L'alimentation et les régimes*, 1904, p. 196).

lent névrosthénique, sera ordonné surtout chez les malades à forme hypochlorhydrique ; il agit sur les phénomènes dyspeptiques, en même temps que sur l'état général. Chez ceux du type inverse, il est souvent supporté ; on peut, du reste, faciliter sa tolérance, en mélangeant chaque prise à de l'eau albumineuse :

> Acide phosphorique officinal.. }   ãã 5 gr.
> Phosphate de soude........... }
> Eau distillée.................   300 gr.

Une cuiller à soupe, au début ou avant chacun des deux principaux repas, chez les hypochlorhydriques — au milieu ou à la fin, chez les hyperchlorhydriques.

Le *phosphate de soude*, seul ou associé à l'acide phosphorique, comme dans la formule précédente, se donnera à la dose d'un gramme par jour, de la même façon.

Les *glycérophosphates de chaux, de soude* ou *de magnésie*, plus assimilables que les phosphates minéraux, seront prescrits en cachets, ou mieux en solution, au milieu ou à la fin du repas, à la dose de 0,30 cg. à 1 gr.

Chez les dyspeptiques à poitrine suspecte, on pourra ordonner les *hypophosphites de chaux* ou *de soude :*

> Hypophosphite de chaux   4 gr.
> Sirop de quinquina.....   50 gr.
> Eau distillée...........   q. s. p. 300 c. c.

Une cuiller à soupe renferme 0,20 cg. de médicament. Une à deux par jour, aux repas.

Mais, d'une façon générale, rien ne vaut la *médication hypodermique ;* elle a l'avantage d'agir beaucoup plus vite et beaucoup plus sûrement, puisque les médicaments arrivent en nature dans l'organisme, sans avoir à subir l'action plus ou moins modificatrice des sucs digestifs ; surtout, elle ne risque pas d'avoir une action fâcheuse sur ce dernier (1).

On peut avoir recours au *cacodylate de soude :*

    Cacodylate de soude .... 0,50 cg.
    Eau stérilisée .... 10 gr.

Un c. c. par jour, pendant 10 jours et repos pendant le même laps de temps.

— à la *lécithine :*

    Lécithine....................... 1 gr.
    Huile de vaseline stérilisée......., 20 c. c.

Deux à cinq c. c. par jour (2).

— au *glycogène,* qui vise plus directement le symptôme amaigrissement, chez les hyperchlorhydriques :

    Glycogène .... 1 gr.
    Eau distillée stérilisée............ 20 gr.

Deux à quatre c. c. par jour.

— au *nucléinate de soude :* 0,05 à 0,10 cg. par jour — au *glycérophosphate de soude :*

    Glycérophosphate de soude...... 1 gr.
    Eau stérilisée................... 10 c. c.

Deux c. c. par jour.

On obtient également de bons résultats avec les divers sérums salins, employés à dose faible : 5 à 10 c. c. par jour :

---

(1) Je crois pourtant devoir signaler que la strychnine, qu'on a coutume d'associer au cacodylate, et qui constitue un excellent stimulant, dans un grand nombre d'états pathologiques, détermine quelquefois une augmentation des troubles gastriques : douleurs, brûlures, même quand elle est administrée par la voie extra-stomacale, chez les hyperchlorhydriques.

(2) La forme pilules est souvent mal tolérée par les dyspeptiques.

Phosphate de soude........	
Chlorure de sodium........	
Chlorure de potassium.....	AA 0,05 cg.
Sulfate de soude	
Eau distillée	10 c. c.

Pour une ampoule.

Les injections abondantes, qu'on pratique habituellement, sont le plus souvent pénibles pour le malade, et n'ont aucun avantage.

Le *sérum de Locke*, qui contient, quoiqu'en minime quantité, du chlorure de calcium, et qui a été introduit dans la thérapeutique par mon maître Capitan (1), relève rapidement l'état général ; en même temps peut-être améliore-t-il la digestion pancréatique, même par la voie sanguine :

Chlorure de sodium pur.....	0,60 cg.
Bicarbonate de chaux	0,01 cg.
Chlorure de calcium........	0,01 cg.
Chlorure de potassium	0,07 cg.
Eau distillée stérilisée.......	100 c. c.

Répartir en ampoules de 5 à 10 c. c.; à injecter une par jour.

---

(1) Société de Biologie, 3 février 1900.

TABLE DES MATIÈRES